# 妊活力！

のんびり
ゆったり
しっかり
Book

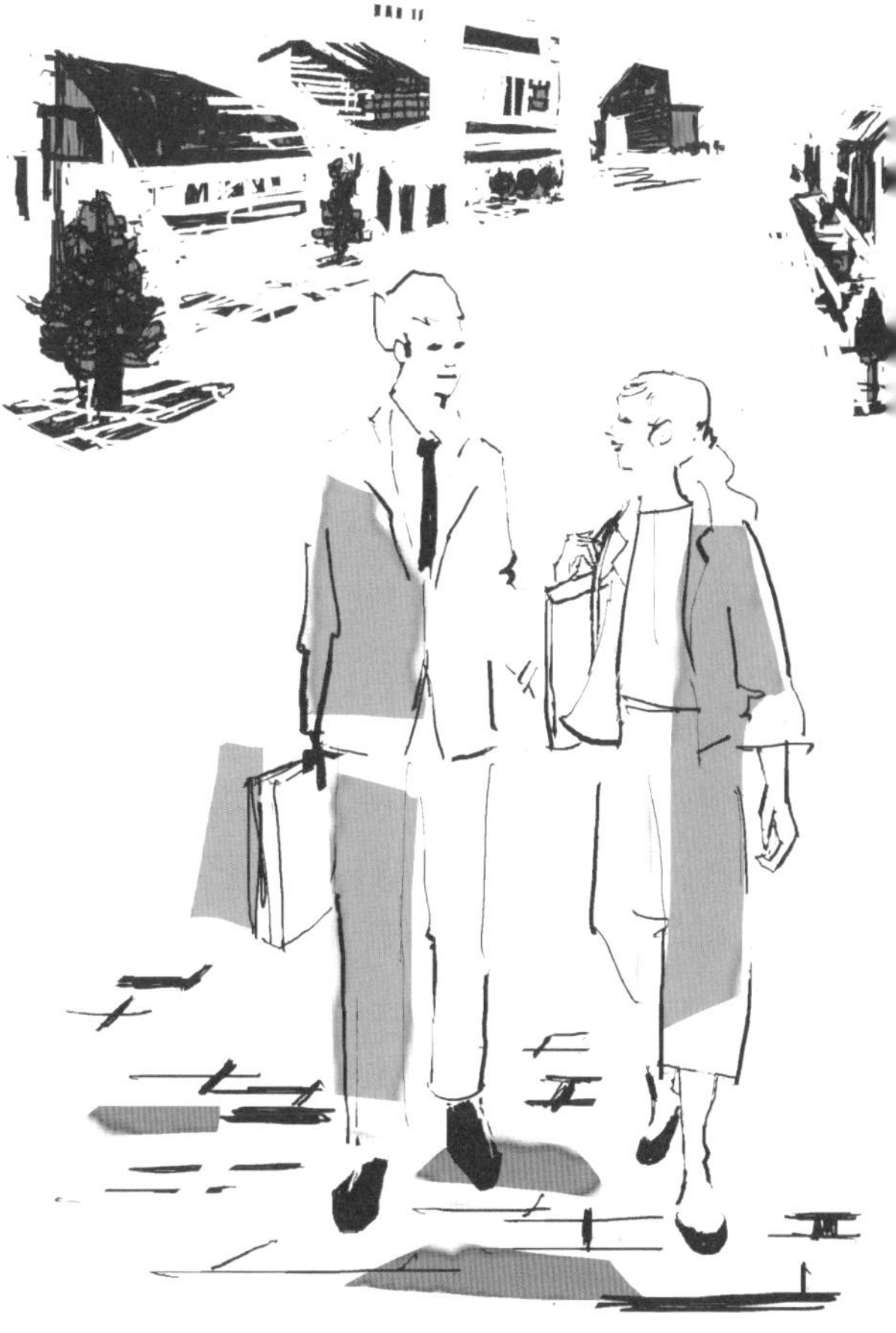

こまえクリニック院長
放生 勲

佼成出版社

# 【プロローグ】
# 20年の経験をあなたに

あなたがこの本を手に取られたということは、「赤ちゃんが欲しいから『妊活』をはじめたい」、「不妊治療をつづけているのに、なかなか赤ちゃんを授からないのはなぜだろう？」、または「『妊活』の相談をどこにしたらよいのかわからない」と悩んでおられる方なのかもしれません。

さまざまな「妊娠」に関する悩みや疑問、不安をもって本書を開かれたのだろうと思います。

20年間、「赤ちゃんを授かりたい」と願う多くのカップルの声を聞き、その努力を支えつづけてきたわたしの経験を、インターネットでさまざまな情報が飛び交うなか、あえて本をとおして「妊活」のアクションを起こしてもらえたことをうれしく思います。

どんなに医療が発達しても、命を授かることはけっして簡単なことではありません。だからこそ、逆に焦らずに、あなたの人生を充実させていくための「妊活」をしていただきたいと願っています。

本書によって、自分のいまの「こころ」「からだ」「知識（技）」、そして、夫婦のあり方を、見つめ直すきっかけになればと願います。

## 2つの疑問に答えたい

内科医であるわたしがクリニック内に「不妊ルーム」を設けたのは2000年のことです。

かなり前の話になりますが、わたしたち夫婦も妊娠につまずきを感じて、不妊治療を4年間にわたって受けた経験があります。

そのとき、何よりも感じたのは、**不妊治療というものが、とても大きなストレスをともなうもの**だということでした。

当時は、いまとは比べものにならないくらい、不妊治療をとりまく環境は劣悪でした。妊婦さんと妊婦さんのあいだに、不妊の患者が押しくらまんじゅうよろしく、待合室はすし詰めの状態。それが不妊治療を行なう産婦人科外来の現実だったのです。

不妊治療というのは、産科と婦人科のあいだを割って出てきたような曖《あい》昧《まい》な科なのだと思います。ですからわたしは、この不妊治療を行なう領域を「生殖医療科」とか「未来の子ども外来」などの名称で独立させたほうがいいとさえ考えています。

こういった不妊治療に対する疑問や違和感、戸惑いが、わたしがこれから述べる「不妊ルーム」が誕生するストーリーにつながっていきました。

とくにわたしの頭のなかにあった2つの疑問が、もっとも大きな動機、モチベーションとなりました。

それが、

**1　不妊に悩んでいるカップル全員に不妊治療なるものが必要なのか？**

**2　不妊治療をやめたら妊娠したカップルがたくさんいるのはなぜか？**

ということでした。

わたしは、この２つの疑問に、医師として自分なりの答えを見つけたいと思うようになりました。

婦人科領域だと考えられている「不妊」という分野に、内科医であるわたしが立ち入ることに多少のためらいを感じながらも、からだ全体を診《み》る内科医だからこそ、自然妊娠と不妊治療のあいだを取り持つことができると考え、「不妊ルーム」を開設しました。

そして、当時立ち上げたばかりのクリニックのホームページに、わたしは「不妊でお悩みの方へ」という一ページをつくりました。そのページが「不妊ルーム」の原点となりました。

## 気楽に立ち寄れる場所に

とくに、不妊治療は膨大なストレスをともないます。そのストレスが、生理周期の中枢でもある視床下部《ししょうかぶ》—脳下垂体《のうかすいたい》へダメージを与えます。視床下部—脳下垂体は、交感神経、副交感神経からなる自律神経の中枢です。あとで詳しく述べますが、結果としてストレスが、自律神経を乱し、生理周期を乱し、交感神経を優位にさせ、妊娠を遠ざけてしまうのです。

つまり、**ストレスによって副交感神経が抑圧された状態から解放することさえできれば、妊娠につながる**可能性が高まるというのが、これまでの経験から得たわたしの答えです。

妊娠のための治療が妊娠を妨げるという、矛盾した状況をつくり出してしまっているわけですから、わたしが「不妊ルーム」を開設するにあたって、何よりも大切に考えたのが、ストレス・フリーの環境をいかに整えていくか、ということでした。

不妊に悩むカップルのカウンセリングや、実際のフォローアップにあたり、たとえ小さな悩みであっても気兼ねなく相談できる場所をどう提供していくか、それがわたしの役割の一つともなっていったのです。

おかげさまで、ウェブサイトを見た方が当クリニックに少しずつ相談に訪れるようになると、近所にお住まいの女性はスーパーの帰りがけに当院に来られて、買い物袋からは大根が頭を出している……。またある女性は「茶道のお稽古の帰りに寄りました」と言って、和服姿で見える……なんてことが増えていきました。

日増しに「不妊ルーム」は気楽に立ち寄れるサロンのようになっていき、

「妊活」のはじめ方がわからないといったビギナーから、体外受精を何度受けても妊娠に至らないという方まで、さまざまな悩みをもったカップルが相談に訪れ、妊活のスクランブル交差点のようになっていきました。

## 妊娠は忘れた頃にやってくる

今日まで、８８００組を超えるカップルと直接お会いするかたちで相談に乗り、その約半数の方を実際にフォローアップしてきました。

そうした経験から、本書では「妊活」へのヒント、手がかりを日々発見していくなかで「医療機関にかかる前に、自分たちでできることはたくさんありますよ」というメッセージをあなたに届けたいと思っています。

そして、「妊活」には〝心《しん》→技《ぎ》→体《たい》〟ならぬ、〝**心→体→技**〟が大切だということ、こころを整え、妊娠しやすい身体づくりをして、そこに子どもが招かれることをお伝えしたいのです。さらに、プラスアルファとして、いろいろな技術（ヘルプ）・知識も記していきます。その〝技（知識）〟は、夫婦でできることと、医療機関の介助を必要とする一般的な不妊治療、そして体外受精などの高度生殖医療に分けて考えてゆきます。

「妊活」で何よりも大切なことは、カップルがイニシアチブをとり、正しい知識、リテラシー（情報を正しく理解し整理する）をもつことです。


急いだからといって、赤ちゃんはやってきません。簡単に、便利に、より楽にというコンビニ生活に慣れてしまっているわたしたちは、結果を求めてどんどんせっかちになっているように思います。それゆえ、意識して焦らないようにすることも大切だと思うのです。

**〝見つめる鍋は煮えない〟**といいますね。

コンロにかけた鍋をじっと見つめていると待ちきれずイライラしてくることがありませんか？　そして、ほかの用事があって、ちょっと目を離したすきに、沸騰した鍋からお汁が溢れかえっていたという経験がありませんか？　忘れていたら物事が進んでいたなんていうことは、だれにでもあるのではないでしょうか。

わたしは、妊娠もこのこととよく似ていると思うのです。妊娠のことばかり頭にあると、妊娠はなかなかやってきてくれません。

**〝妊娠は忘れた頃にやってくる〟という性質があるのです。妊娠の女神さまは、ちょっと意地悪だということを知っておいてください。**

せめて、命が授かるまでの時間くらい、ゆったりと構え、難しいもの、不便なものにも味わいを見つけていきましょう。

さあ、ここからは「不妊ルーム」の20年間で培った経験をあなたにお届けします。いっしょに「妊活」のドアをノックしてみましょう。

# コンテンツ

装丁／株式会社　コミュニケーション・エンジニアーズ
イラスト／itou・megumi

# 第1章

# こころを「のんびり」整える

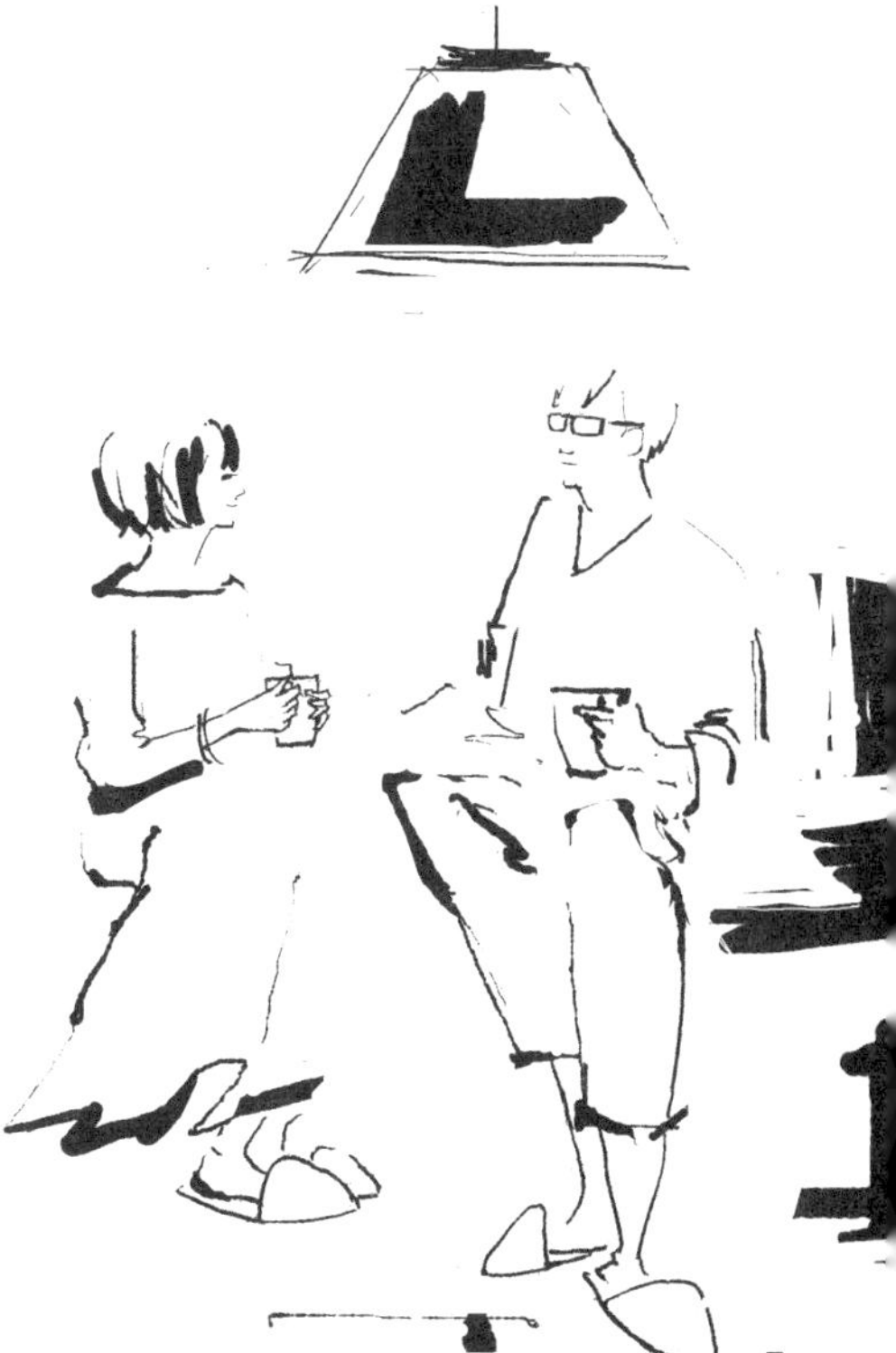

# ストレス・フリーのベースキャンプ

「『不妊ルーム』とはどのようなところでしょうか？」
という質問をよく受けます。それに対してわたしは、自然妊娠と不妊治療のあいだに位置する〝ベースキャンプ〟と考えてくださいと説明します。また、別の言い方として「２階建ての家をイメージしてください。１階が自然妊娠、２階が不妊治療であれば『不妊ルーム』は１階から２階へ上がる階段の踊り場、もしくは『中２階』と考えてください」と説明することもあります。

その〝ベースキャンプ〟〝中２階〟で、今日に至るまで、２０００人以上の妊娠を見届けることができました。

わたしが取り組んできた内科医的なフォローアップとは、〝内診台のない不妊治療〟です。

不妊治療でたいへんな思いをされてきた女性から届いたメールには、「なぜ『不妊ルーム』に通うのがストレスにならないのか？　と不思議に思っていました。しかし、わたしは気づいたのです。それは、内診台がないからです。わたしが以前通っていた婦人科では、『クリニックへ行かなければいけない』と思っただけで、本当に憂鬱《ゆううつ》な気分になったものです」

といった内容が綴《つづ》られていました。

ストレスは本当に些《さ》細《さい》なことが関係します。「不妊ルーム」の20年間の取り組みは、ストレスとどう向き合い、いかに妊娠の可能性を高めるのかという探求の日々でもありました。そのなかで、みなさんの様子を見ていていちばん感じるストレスというのが、**「不妊」という言葉そのものから生まれる、不安感です。**そこで、ストレスや不安をやわらげていただくために「不妊」について少しふれたいと思います。

日本産科婦人科学会では、不妊（症）の定義として「生殖年齢の男女が妊娠を希望して、1年間夫婦生活を行なっているにもかかわらず、妊娠しない状態を不妊といい、医学的な治療を必要とする場合を不妊症」としてきました。しかし、夫婦のバックグラウンドは実にモザイク的で、十人十色、千差万別です。ところが、不妊治療の現場は、ＥＢＭ（科学的根拠に基づく医療）という冷たい、メタリックな物差しだけが当てられるという現実があります。

ですから、あえてわたしは言いたいのです。

**「不妊に定義はありません！」**と。

それが、命について、妊娠について向き合ってきたみなさんから教えていただいてきた実感なのです。

# 「不妊」のラビリンス（迷宮）に踏み入る前に

近年、晩婚化がどんどん進んでいます。30代後半で結婚して、その時に出産を考える、あるいはしばらく経って「妊活」に取り組むご夫婦は珍しくなくなりました。

晩婚→妊活→高齢出産。

年齢を重ねれば重ねるほど、卵子は少しずつエイジング（老化）していきますから、不妊治療を選択するご夫婦が増えるのは必然だと言えます。

小学校１クラスあたり、体外受精*で誕生した児童の割合が、15人に１人というデータもあるくらいです。

そんな時代背景のなかで、妊活中のカップルの５組に１組が不妊で悩んでいます。

＊体外受精——体内から取り出した卵子と精子を受精させ、良好に発育した胚《はい》を女性の子宮内に移植する技術

「不妊」で悩んでいる方のなかには、年齢の問題や持病などの問題を抱えている人、検査をしてもとくにこれといった原因がわからずに悩まれている方と、さまざまです。

そして、「妊活」というと、何となく楽しそうな、コウノトリがやってきそうなイメージもあるものですから、夫婦仲は良好なのになかなか赤ちゃんが授からないと、周囲と比較してしまってますます焦り、その焦りが不妊治療のラビリンス（迷宮）へと足を踏み入れさせてしまうのです。

ラビリンスとは、自然妊娠の可能性があるにもかかわらず、焦りから「不妊症」と自らを決めつけ、＊人工授精、体外受精へとステップアップし、こころも、からだも、そしてお金もすり減らしていってしまうことです。

わたしは、ラビリンスに入ってしまうその前に、そもそも**〝人間は妊娠しづらい動物〟であり、とくに現代人はそれが顕著になってきている**こと、そして、わたしたちはもともと難しいことと向き合っていることを知っていただきたいと思います。

＊人工授精——精液を人為的に子宮内に注入する技術

# 「不妊」は当たり前と考える

自然界では、産卵を終えると死んでしまう動物がたくさんいます。次の世代に種《しゅ》をつなぐというミッション（使命）を終えると、その存在理由がなくなってしまうからです。

たとえばカマキリは交尾したあと、メスがオスを食べて栄養にし、そのメスも産卵を終えたら、綿菓子のような巣を作ると死んでしまいます。

生物にとって、種の保存は大きなミッションです。たくさんの卵を産む魚や昆虫類は、捕食されても数匹だけでも生き残れるように、自らの命と引き換えにたくさんの子を残します。

それぞれの生態系のなかで、どのように種の保存を確実なものにしていくか、生命は進化、退化をくり返しながら、工夫をしてきました。

哺乳類に関しても、生まれてきた子に対して、哺乳し、あるいは捕食して食べ物を与え、育てていかなければいけません。種の保存のために子どもが一人前になるように子育てをするミッションをもつようになりました。

さて、わたしたち人間はどうでしょう。一度の妊娠で産めるのは、一人が基本で、多くても二人から三人の子どもしか産めません。しかも、現代社会であれば、一人前の人間に成長してもらうために、最低15年から20年は、育児、教育をしていかなければなりません。

「わたしは人間です。動物と比べられても気休めにもなりません！」という声も聞こえてきそうですね。しかし、**「生命（いのち）をつなぐということは、自然の摂理のなかで簡単に生まれてくるものではなく、奇跡的なこと」**なのだという観点を、実感はなくても知っておいてほしいのです。

健康な若いカップルが一度の排卵周期あたりに妊娠できるのは、がんばっても15〜30％です。人工授精では5〜8％、体外受精でも20％程度です。それだけ、子どもを授かるということは簡単なことではなく、さらにその子が立派に育つことも、奇跡的なことなのです。

ですから、不安なのはわかりますが、まずは焦らないこと。

生命を授かるということは、家を建てるのとはわけが違います。設計図どおりにすれば赤ちゃんがやってくるというわけではないのです。

## さらに妊娠しづらい現代女性

一昔前の日本人女性に比べ、さらに現代の女性は妊娠しづらくなってきています。その理由をちょっと説明してみたいと思います。

たとえば明治、大正、昭和の初めまで、一人の女性が子どもを5〜10人も産むことが稀《まれ》ではありませんでした。

しかし、現代の女性は、一人の子どもを得るのにたいへんな苦労を強いられています。なぜこれほどの違いが出てくるのでしょうか?

それは、子どもは産めば産むほど、産まれやすくなるというふうに、女性の身体ができているのです。

女性は、妊娠すると生理が止まります。そうすると、卵巣の中の卵子は休眠状態に入ります。それは何を意味するかというと、卵子の老化がストップすることになるのです。ですから、子どもをたくさん産む女性は、卵巣が休眠状態に置かれている時間が長く、妊娠するたびに卵子の老化が抑えられてきたということになります。

ところが、現代の女性は晩婚化の影響もさることながら、共働きの夫婦も多いですから、なかなかたくさん子どもを産むことができません。

初婚の平均年齢が高まっていること、さらに「妊活」をゆっくり考えるこころの余裕も時間の余裕ももちづらくなり、仕事でのストレスも重なって、どんどん卵子のエイジングが進んでしまい、さらに妊娠が難しくなっているのです。

ただ、そうしたなかでも、わたしは妊娠されたカップルの声をたくさん聞き、喜ぶ姿を見てきました。

その傾向を振り返ってみると、仕事や「妊活」、さまざまな不安やストレスと上手に付き合ってきた方が妊娠につながりやすいと感じます。

あらゆるストレスは、卵巣に対する負荷そのものです。だからこそ、焦らずに、〝**妊娠は忘れた頃にやってくる**〟という気持ちで、「妊活」をしていく姿勢が大切です。

「こころ」をのんびりと構えるために、どのような見方、考え方ができるのか、出会った多くの方たちからいただいたヒントをもとに探っていきましょう。

【Episode 1】

＊わたしが出会った、印象に残るエピソードを紹介します。

## あとはお任せします

佐藤あゆみさん（仮名・当時40歳）

「先生、なんとか自然妊娠はできないでしょうか？」

そこには、切実な思いでわたしを見つめる佐藤さんがいました。

不妊治療で心身ともに大きな負担を強いられるのは女性です。

そして、治療には多額の費用がかかります。40歳になる佐藤さんは42歳になるご主人とともに、10年におよぶ不妊治療歴がありました。

わたしは、問診票であらためて佐藤さんの年齢を確認し、
「高度生殖医療は希望しないということですか？」
と尋ねました。
「できれば、自然なかたちで妊娠したいのです」

わたしは、不妊治療に反対しているわけではありません。その人、その状況に合わせて、自然妊娠、不妊治療と選択されていくべきだと考えています。彼女の年齢やこれまでの経過を考えると、やはり自然妊娠の確率は非常に厳しい数字になると言わざるを得ませんでした。

これまでに人工授精8回、体外受精6回を経験してきた佐藤さんの様子を見て、心身への負担が相当に大きく、いまは治療を中断したい気持ちでいっぱいなのだろうと思いました。

佐藤さんご自身も、自分の年齢を考えれば、当然、卵子のエイ

ジング（老化）の状況を知らないはずはありません。

「それでは、少し休んでリフレッシュしてから治療を再開しましょう。年齢や経過を考えると、体外受精も一つの選択肢です。その場合、しっかりとした技術の医療機関をご紹介します」

しかし、佐藤さんは首を縦には振りませんでした。

「もう体外受精はしません。そう決めました」

と言うのです。

「不妊ルーム」で最初に書き記してくれた問診票には、どうしても子どもが欲しくて、あきらめることができない思いが切々と綴られています。

それなのに、自然妊娠したいという希望が強いのです。

「タイミング法*を試みて、それで妊娠しなかったらあきらめるということですか？　問診票からは、あきらめたくないお気持ちを

＊タイミング法――排卵日を予測し、そのタイミングで性交渉をもつ方法

感じるのですが……」

佐藤さんは唇をかみしめ、目には涙を浮かべています。

自分の素直な気持ちをたった数分で語れるはずはありません。佐藤さんが話しだすまでじっと待ちました。

2時間待ちで1分の治療で終了してしまうことが、不妊治療のクリニックでも珍しくありません。ここは、不妊に悩む人をフォローアップする「不妊ルーム」です。素直な気持ちを吐き出してほしいと願いながら、佐藤さんの言葉を待ちました。すると佐藤さんは口を開きました。

「赤ちゃんを授かることが、夫婦の夢であり、希望でした。妊娠するまでどんなにつらいことがあっても、二人で協力しようと決めていたのです。でも……」

「これまで、ずいぶんと治療費もかかったでしょうね」

佐藤さんは、これまでどれだけつらい思いを抱えてこられたのでしょうか。

わたしは、佐藤さんの気持ちが落ち着くまで、じっくりと話を聞かせていただきました――。


佐藤さんが語ってくれたこれまでの経緯とは、こういうことでした。

最初に通った医療機関で人工授精、体外受精と医師に勧められるまま、ステップアップをしていったこと。途中、義母の介護のため2～3年のブランクができてしまったこと。そして、不妊治療を再開しようとしたところ、折からの不況で家計は生活するので精いっぱい。湯水のように出ていく不妊治療の費用は、もう払えなくなってしまったと言うのです。

「時間も費用もかけてここまでがんばってきたのです。本当に子どもが欲しくても、どこかで終わりにしなければ……」

これは佐藤さんにかぎったことではありません。高額な不妊治療の医療費のために、多くの方が治療をやめてしまうケースを数多く見てきました。不妊治療というのは、女性の心身に負担を与えるだけではなく、経済的にも大きな負担を強いることになるのです。佐藤さんの悔しさが痛いほどわかりました。

その後、佐藤さんは「不妊ルーム」に６か月ほど通い、タイミング法を試みました。月に２回の診察とメールでのやりとりを続けていくうちに、佐藤さんもわたしに全幅の信頼をしてくれるようになり、ある日、こんなメールをくれました。

放生先生が信頼している医療機関をぜひご紹介ください。

そこでもし妊娠しなくても、わたしは満足です。この６か月は、それまでの10年間と比べものにならないほど充実していました。これまで「こうしないとダメだ。ああしないとダメだ」と医師に勧められるがまま、自分の気持ちは置き去りにされていました。

それが「不妊ルーム」にうかがってから、放生先生と二人三脚で治療したおかげで、自分はどうしたいのか、自分は何をするべきなのかを知ることができ、同時に自分の考えをハッキリ言えるようになったのです。

だからこそ、ラスト1回、先生にご紹介いただいた医療機関を、自分の意思で訪れ、治療をしたいと思います。

そんな佐藤さんに、わたしは信頼できる医療機関を紹介し、さらに半年ほど経った頃でしょうか。佐藤さんがひょっこりクリニックを訪ねてきてくれたのです。そして、わたしの顔を見るなり、

「先生、今日は妊娠の報告にきました」

と笑顔で話してくれました。

紹介した医療機関でうまくいったのかと思い、

「それはよかったですね。体外受精がうまくいったのですか？」

と言うと、佐藤さんは恥ずかしそうに、

「いいえ、先生。体外受精ではなく、自家受精です」

と教えてくれました。

なんと、高額な高度生殖医療を最後にと決めて、紹介した医療機関に通院をはじめた矢先、自然妊娠がわかったというのです。

　みなさんは、不思議なこともあるものだと思うかもしれませんが、わたしのこれまでの経験では、「これでうまくいかなければ、後悔はありません」と覚悟を決めたとたんに妊娠するという方がたくさんいます。

「あきらめ」の境地というか、精いっぱいやったからあとはお任せという開き直りの気持ちが、赤ちゃんを呼び込みやすい状況に近づけてくれるのかもしれません。

　体外受精よりも海外受精――。

　わたしは、「体外受精に高額なお金をつぎ込むくらいなら、夫婦で楽しく海外旅行に行ったほうが赤ちゃんも授かるかもしれませんよ」と、不妊に悩むカップルに伝えることがあるのですが、それは言い得て妙なところもあるのです。

　環境が変わることで、夫婦のあいだにも新鮮な空気が運び込まれます。毎日妊娠のことばかり気にしていては、ストレスにもなりますから、全部忘れて夫婦で楽しむ時間も必要なのだと思うのです。

　佐藤さんはこう話してくれました。

「最後の不妊治療だと体外受精を決意したわけですが、夫が『久しぶりに温泉旅行にでも行こう』と言い出しました。それで前から行きたかった温泉旅館に行ったのです。それで妊娠したようなのです」

佐藤さんは、もし子どもができなかったとしても、夫婦二人で人生を歩んでいこうと旅先で話し合ったといいます。

不妊治療でがんじがらめだった気持ちがやわらいだことが、妊娠へとつながったのでしょう。

# 卵子を守る「こころ」の安定

ほんの十数年前まで、「結婚は20代までにしなさい。そして、できるだけ早く子どもをもつように」と言われていたものですが、時代は大きく変わりました。

現在の女性の出産年齢は、30〜35歳がもっとも多く、次いで25〜29歳、35〜40歳がほぼ同数で続いています。

このデータは、第2子や第3子も含めた数字ですので、当然30代の比率が高くなります。しかし、第1子の出産年齢（初産年齢）の平均を調べても30歳を超えています。将来、初産年齢において30〜35歳の層がもっとも多くなることが予想されます。

35歳以上の初産を、出産によるリスクが高くなる「高齢出産」といいますが、これがすべての出産の20％近くになってきているのが現状です。

女性の出産年齢が高いということは、その世代で子どもをもちたいと思う「妊活カップル」が多く存在するということで、その分、「不妊」に悩む方の割合が増加していくことを意味します。

年齢が高くなると妊娠しにくくなる理由はシンプルです。卵巣の状態が関係します。つまり、卵子のエイジング（老化）の影響です。

「不妊ルーム」を訪れる女性の多くは35歳以上です。あらゆる不妊治療を試みて、疲れ果てて、やっとの思いでここにやってくる方が少なくありません。

そんな状態から、どのように彼女たちは妊娠まで至ったのかを振り返りながら、妊活力を高めるヒントを考えていきたいと思います。

**わたしが実感してきたのは、「こころ」の状態が妊娠に大きくかかわっている**ということでした。

卵巣や子宮に「こころ」がどう影響しているのかといえば、女性の身体は、種々のホルモンを介して視床下部《ししょうかぶ》→脳下垂体《のうかすいたい》→卵巣→子宮とネットワークで結ばれています。

つまり、視床下部が何か「ストレス」を感じると、いずれ卵巣、子宮へと影響を及ぼすことになるのです。

その人の受け取り方にも影響される「ストレス」は、痛みなどと同じで、数値化できるものでもありません。客観的に評価することが困難なだけに、その人が置かれた環境や受け取り方に対してのカウンセリングによるフォローがとても有用だと思います。

さらに、これまで「不妊ルーム」に来られたみなさんの様子を見ていると、不妊治療自体が大きなストレスとなっていて、妊娠にネガティブに働いているのではないかと思わずにはいられなくなることがあります。

これについては、不妊治療を経験してきた多くの女性たちが訴えています。

この状態を、わたしは「不妊治療不妊」と名づけました。そうしたら、わたしのもとには賛同するメールが多く寄せられました。

卵子を守るために、ストレスから「こころ」をどう守るのかが、妊活の鍵になると考えるようになりました。

## 副交感神経優位を探る

「視床下部にストレスという負荷がかからない生活」とは、どのような生活状態をいうのでしょうか。

それは、交感神経優位の生活から、副交感神経優位の生活に切り換えていくことだと思います。

あなたはいま、何に対して楽しく感じますか？　何に安心感を得ますか？　何ものとも比較することなく、あなたの気持ちがわくわくすること、おだやかになること、素直な気持ちになれることが妊活力を高めていきます。

小さなことでもいいと思います。夫といっしょにいるときがいちばん幸せ。絵を描いている時間がいちばん充実している。些細なことであればあるほど、小さな幸福感であればあるほど、よいのかもしれません。

小さな幸せに気づけたとき、人生に充実を感じたときに、副交感神経優位の状態になります。すると、ふと、赤ちゃんがやってきてくれる。

わたしは「たしかにそんなものかもしれないな」と感じてしまうことが多々あります。赤ちゃんが欲しいと思いつめているときに、「妊娠」を忘れなさいというのは無理なことかもしれませんが、妊娠にこころを囚《とら》われてしまって暗い顔をしているよりも、おだやかな顔をしているほうが、パートナーも周囲の人も、まだ見ぬ赤ちゃんも、安心してくれるのではないでしょうか。

そして何より、副交感神経優位になりますから、視床下部→脳下垂体→卵巣→子宮の元気につながっていくのです。

# こころ次第で自然妊娠もある

もう少し、副交感神経について説明してみたいと思います。

人間のからだは、意思とは無関係に働く、交感神経と副交感神経からなる自律神経によって調節されています。これによって動物は生存できているわけです。

交感神経は、一般に促進的に働く神経作用で、副交感神経は逆に抑制的に働きます。

この綱引きがとても重要なのです。たとえば、人は緊張すると、自分の意思とは無関係にドキドキし、心臓の心拍数が速くなります。そして、家に帰ってソファーでリラックスすれば、心拍数は減少してゆっくりとなるはずです。前者は、交感神経。後者が、副交感神経が優位に働いているということになります。

妊娠との関係でいえば、**副交感神経優位の生活をキープすることが妊娠に対してポジティブに働きやすい**のです。

勤め先で嫌な上司の下に配属されたとき生理不順になった経験はありませんか？　逆に、気の許せる仲間で旅行に行ったら、生理が順調になったなんてことはありませんか？　このようなことがごく当たり前のようにあるはずです。

こうしたことからも、副交感神経が優位になるような生活を心がけていけば、卵巣、子宮は安定的になるのです。

ですから、現在不妊治療を受けている女性にも強く訴えたいのは、不妊治療を受けているからといって、必ずしも自然妊娠の可能性がないわけではないということです。

共働き夫婦が増え、高額な体外受精へ躊躇《ちゅうちょ》なくステップアップしてしまうカップルも多いようですが、できることをしっかりやることが大切です。

## ストレスを吐き出す

〝ストレスは妊娠の大敵〟です。そのストレスにどう対処するべきなのでしょうか。

ストレスが関係する代表的な病気ともいえる「うつ病」を例に考えてみます。

うつ病は「こころの風邪」ともいわれ、治療に大切なことは早期発見と安静です。それと同様に考えると、まずは、できるだけストレスから遮断された状態に身を置くことが大切でしょう。この点は、たしかに風邪にかかった場合と対処法がよく似ています。

風邪もこじらせると肺炎などといった命にかかわる重篤な状況につながります。

仕事やプライベートで、さまざまなストレスを感じる現代社会では、そうしたことからまったく遮断された生活を送るということは、残念ながら不可能に近いと思います。

では、どのように考え、行動すればよいのかというと、わたしは食べ物の消化にたとえて説明するようにしています。

わたしたち人間は、食べ物を摂取すると、それを消化して、いらないモノを排泄《はいせつ》します。それによって、生命が維持されています。

すなわち、それと同様に、ストレスに対しても、インプットとアウトプットを正常に機能させるように、心がけていくことが大切だと思うのです。**ストレスのアウトプットとは、「はけ口」を見つけておくということです。**

気の進まない仕事をしなければならない時には、その後に自分で楽しみを設定しておく〝鼻先ニンジン作戦〟がストレスの解消になると思いませんか。

仕事が立て込んでいるのであれば、その前後に旅行や休息の時間を設けるといった、ちょっとした工夫でストレスというものにうまく対処していけるはずです。

妊婦さんが歩いている姿を見ただけでもストレスだという方もいますが、子どもがいれば、お洒落《しゃれ》なレストランやラウンジで二人だけの時間をゆっくりと過ごすことはそうそうできなくなるわけですから、**「いまは夫婦二人だけの貴重な時間を過ごせるのだ」と考えて、いましかない時間を楽しみましょう。**

自分にあった自分なりの「マイ・デトックス」を見つけましょう。

## 進んで年を取らない！

「不妊ルーム」でわたしがたびたび気になってしまう、女性の考え方のクセについて、少しふれたいと思います。

みなさんとお話をしていて引っかかるのが、「自分の年齢を必要以上に気にする」ことなのです。

「不妊ルーム」に来られた方には、問診票に生年月日と年齢を書いていただくので、わたしはその方の年齢を知っているわけです。

そこで「あなたは35歳ですね」と確認すると、「今年で36になります」と答える人が少なくないのです。

その人は誕生日の前日までは、間違いなく35歳なのです。なぜ自分から進んで年を取ろうとするのでしょうか？　こういう方は、35歳のほとんどを、36歳の気分で過ごしていることにはならないでしょうか？

わたしは「アラフォー」という言葉も、妊娠を望む人は使うのをやめたほうがよいと思っています。

最近は、雑誌やインターネットなどで「アラフォー世代の妊活」といったような言葉をしばしば目にします。

仕事をもつ女性を対象にした雑誌やサイトでは、30代後半から40代の妊娠をテーマに「アラフォー＝卵子の老化」として扱う傾向がはやっているようです。そのような記事を読み、「アラフォー＝卵子の老化」だなどと信じていたら、「自分の卵子は老化しているから、すぐに体外受精を」と考えかねません。

「アラフォー」という言葉には、30代後半を40代の気分で過ごさせてしまう、マイナスな響きがあります。

35歳なのであれば、それ以上でも以下でもないのです。

「赤ちゃんが欲しいと思ったいまが、〝わたしの妊娠適齢期〟」なんだと、前向きに考えるようにしましょう。

数年前に、「出産」を特集した雑誌で、30歳、35歳、40歳、45歳で、それぞれ母親になった女性のコメントを読んだことがありました。

それぞれに事情があって、それぞれの年齢で出産したのだと思いますが、その４人が異口同音に発言していたのが、「いちばんよいタイミングで母親になれた」ということでした。

もっとも、人にはそのように思い込みたい気持ちがあるのかもしれませんが、出産という一大事を経験し、せっかくわが子と出会えたわけですから、そう思えるのも当然かと思います。

「不妊」で苦労した経験をもつのも、年齢を重ねてから初産を経験したことも、その人にとって、それがいちばんいいタイミングであるのに違いないと思うのです。

それに年齢が高い出産のメリットだってあります。人生の経験も豊富なわけですから、オロオロすることも少ないでしょうし、これくらいの年代であれば、女性が働いている場合、ご主人の収入も含め、経済面でもゆとりをもった出産、育児に臨めるという利点もあるでしょう。

もっとも、母親になればなったで、初めてのことでわからないことだらけですから、失敗もするかもしれません。しかし、あなたのまわりを見回してみれば、すでに母親になっている友達や、女性がたくさんいるわけですから、こうした、先輩ママたちからアドバイスがもらえるのも、高齢出産のメリットです。

**経験者のアドバイスというのは、本に書いてあることや、医者の言うことより、実感をもって受けとめることができるものです。**

たしかに、妊娠が可能な年齢には限りがありますから、そのことが女性の気持ちを焦らせてしまうのはよくわかります。しかし、年齢に追われて過ごすのは小さなストレスにもなります。年齢を意識して追い込んでも妊娠できるものではありません。

「まだ35歳、まだまだ大丈夫」と自分に言い聞かせていきましょう。

年齢は時が来れば勝手に積み重なります。進んで年を取るのは、やめにしましょう。

# 「マジメ」から「気楽」に

妊娠、赤ちゃんのことにとらわれ過ぎないことが、いちばん大切なことは、はしばしに述べさせていただいてきました。ここでは夫婦にとって何が大切なのかについて少しふれたいと思います。

夫婦の会話の中心が、妊娠のことばかりになっていませんか？　あるいは、ことあるごとに「妊活」の話をパートナーにもちかけていませんか？　これは、妊活力を高めていくうえで、大切なチェックポイントになると思います。

最近の日常を振り返ってみましょう。もし、そういうことがあれば、赤ちゃんのことや不妊治療のことを、なるべく頭から切り離す勇気をもってください。

いいのです。忘れてしまっても。なぜなら、不妊は一刻を争う「病気」ではないのですから。

わたしが実感しているのが、〝マジメに真剣に一刻を争っているカップルほど、かえって妊娠しにくい〟ということです。

**毎月タイミング法を試みてきたカップルであれば、２～３か月、妊活のことも排卵日のことも忘れて夫婦の生活を楽しんでみましょう。**

できるだけ妊娠を気楽に考えることが大切です。赤ちゃんができるかどうかは、だれにもわからないのですから、気楽でいいのです。

そのほうが、気持ちが少しでも前向きになれるし、自分とパートナーの関係を冷静に見つめ直すきっかけにもなります。

不妊治療よりも、妊娠よりも、その前にもっと大切なことがあります。それを忘れないでください。

# 妊娠しやすい人のこころのもち方

わたしが「不妊ルーム」でフォローアップしてきた方たちのなかで、妊娠に至った方の傾向を振り返って感じているのが、「妊娠しやすい人にはこころのもち方に特徴がある」ということでした。

どのようなこころのもち方の人が妊娠しやすいのかというと、「赤ちゃんができないことを深刻に受けとめていない人」、または、「不妊（治療）を生活のほんの一部だととらえている人」です。

こんな印象深い方がいました。

カウンセリングに訪れて椅子に座るやいなや、

「わたしは、そんなに子どもが欲しいとは思わないんですよ。でも、夫が『赤ちゃん、赤ちゃん』とうるさいんです。それで、相談をしに来ました」

と言うのです。

ちょっと驚きましたが、しばらくフォローアップを続けたところ、幸いにも４か月後に妊娠反応が陽性になりました。

そして、そのことを彼女に告げると、

「そうですか。それじゃあ、フラメンコのレッスンはしばらくお休みですね」

と、残念そうにしているのです。

少々あっけにとられましたが、もしかしたら、このくらいでいるほうがいいのかもしれません。

それとは逆に、妊娠は難しいなと感じてしまう人とはどのような方かというと、「気持ちが前のめりになっている人」をあげることができます。

メール相談や、カウンセリングに来られる方で、「排卵を一回も逃したくない」「今周期こそは……」と、非常に力が入っている人がいます。しかし、こういう方は、本人の意志とは反対に、なかなか妊娠が難しいという印象をわたしはもちます。

熱心に妊娠を追いかければ追いかけるほど、妊娠が逃げていくというのは、なんとも切ない話ですが、よくあることなのです。

不妊治療の過程のなかでは、しばしば思いつめることによって夫婦の間に溝を生み、執着したこころが視野を狭くし、こころを不安定にさせます。あらゆる点でよいことがあまりないのです。

「欲しい！　欲しい！」と目の色を変え、いま何が大切かをわからなくなってしまった状態の人のもとに、赤ちゃんも訪問してよいのかどうか、戸惑ってしまうはずです。

まずは、気持ちが前のめりになっていないか、それが行き過ぎていないか、振り返ってみましょう。

## 思い込むなら前向きに

自分で自分に病名をつける必要も、自分を病人にする必要もありません。

「不妊ルーム」で妊娠された女性から、いま「不妊」で悩んでいるという方に向けて、こんなメッセージをいただきました。

**「不妊も自分の個性、チャームポイントと思って受け入れてみてください。わたしは、そう気がついて気持ちが前向きになれました」**

なかなか妊娠しない自分を一つの個性、チャームポイントとして考えるようにしたら、気持ちが前向きになれたと彼女は言います。

先にも述べましたように、そもそも「不妊症」という定義は実に曖昧なのです。いくら検査結果が芳《かんば》しくなくても、心身の状態、その日の体調によってもまったく事情は変わっていきます。

人の数だけ個性があるのと同様に、前向きな気持ちになれるキーワードも人によって違います。生まれてくる子に一人として同じ子はいないのと同様に、命を授かる機会もさまざまなのです。

こころは常にそのときの状況によって変化していきます。「わたしは不妊かしら？」と一度でも思ってしまうと、どんどんとその疑念は大きくなりがちです。そして、その原因を自分で探ろうとして、「不妊」の深みにどんどんハマってしまうことが往々にしてあります。

それはまるで、ちょっと胃が痛くなると『家庭の医学』の本を取り出して調べることに似ています。あるいは胃がんをスマホで検索しだして、「最近、食欲が落ちてきた」「微熱が続く」など、並んでいる項目に自分をあてはめては、「胃がん」に違いないと決めつけていってしまうことと同じです。

自分で自分を病人にするということは、日常的によくあることですが、妊娠を複雑に考えないようにしましょう。

「やるだけのことはやっているのだから、あとは流れに任せよう」。思い込むなら、気持ちが前向きになれる思い込みをしましょう。体調や持病、さまざまな原因によって妊娠は左右されるわけですが、何度もお伝えしているように、「妊娠しやすくなるこころのもち方」というものがあります。

たとえば、妊娠しなければ生理がやってきます。この時、「また生理がきてしまった」と思う人と、「もう一度体調を整える機会が来た」ととらえている人では、物事を前向きに感じている人のほうが、妊娠しやすくなるということを「不妊ルーム」のなかで感じてきました。

基礎体温表をいつも眺めて、妊娠のことばかり考えている生活は、けっして望ましいものではありません。開き直りといったものが「妊娠」にポジティブに働くことは、わたしのみならず、不妊治療を専門にしている先生方もしばしば口にしています。

## だからといって、やらない理由はない

「あとはお任せ」と思えるようになるには、そう思えるくらいやってみるだけだと思います。「自分には赤ちゃんができない」と、思い込まない。ニュートラルなこころのバランスを探りましょう。

負けると思って出た試合は、戦う前から負けているようなもので、よいパフォーマンスは発揮できないものです。よく自己暗示といいますが、スポーツ選手ではイメージトレーニングを大切にしている人がたくさんいます。

わたしは妊娠においても、同様のことがいえるような気がしています。

「自分には赤ちゃんができない」

といったマイナスの自己暗示は、本来備わっている妊娠する力を低下さ

せてしまうことにもなりかねません。

何事においてもそうですが、気持ちがネガティブだと、なかなかよい結果というものは生まれないものです。

「不妊ルーム」に訪れる方のなかにも、わたしのアドバイスに対して、すぐに「できません」「ムリです」と言う方がいます。自ら妊娠の可能性を下げてしまってはいけません。また、そういう人は、何かに挑戦するときや友人たちとの会話のなかでも、「そんなのムリじゃない？　やめたほうがいいよ」と言うのが口グセ、思いグセだったりします。「ムリ」かどうかなんて、やってみなければわからないことのほうが多いのです。

このようなタイプの人は、自分に対してもネガティブな自己暗示をかけてしまいます。他人の発言にも「ムリ」とアドバイスするのは、自分は前に進めそうにないから「あなたもわたしと同じところにいて」という心理が隠されているのかもしれません。

まわりの人たちにだけではなく、後ろ向きの自己暗示で自分に備わっているせっかくの妊娠力を低下させないようにしましょう。

**できると思ったからといって、必ずしもできるというものではありませんが、やらずにできないと思う必要はない**と思います。何年も赤ちゃんが授かっていなかったとしても「自分には赤ちゃんなんかできっこない」などと、後ろ向きの言葉を自分に投げかけることはやめにしましょう。

本書をきっかけに、日頃の自分の〝思いグセ〟について考え、自分の成長につなげていくのも、ポジティブ思考だと思います。

## パートナーへの理解はありますか？

赤ちゃんを望んでいるのに、なかなか妊娠できないという状態は、夫婦どちらにとっても、どうしたって心身に負担がかかります。ましてや不妊治療を受けるとなると、相当強いストレスがのしかかってきます。

そして、不妊治療はその実際において、検査や治療のほとんどを女性が受けなければなりません。女性に極めて負担の多い医療なのです。「不妊は夫婦二人の問題ですから、夫婦二人で取り組みましょう」と、よく耳にしますが、身体への負担が女性に重くのしかかるとなると、男性の役割というのは、女性の支えに徹することとなります。

こうした現状のもと、不妊治療の現場は、「女性が母性を獲得するための戦場」となっています。それだけに男性側の理解が十分でないと、不妊治療を継続していく過程で、男女間に温度差を生むことになってしまいます。

そして、その温度差が時間の経過とともに夫婦のこころを隔てていき、セックスの回数を減少させ、自然妊娠の可能性をさらに閉ざしていってしまうのです。

しかし、温度差が生まれることに対して、パートナーを一方的に責めないであげてください。それも支え合うことかと思います。

男性側に立ってみれば、いままではお互いに「愛し合うためのセックス」「楽しいセックス」だったのが、ある時点から、「今日はダメだけど、3日後には絶対してね」と、目的至上主義的なセックスとして受け取られがちになります。男性に不妊治療に関する知識が足りないほど、パートナーの目つきがいままでと違うことにうろたえ、セックスに対して腰がひけてしまう、なんていう男性もいるのではないでしょうか。

これは、男性側に正しい理解がないからこそ起こるすれ違いともいえるのですが、夫婦二人が理解し合うためなのだと、互いが学び合う姿勢が大切です。

当然のことながら、妊娠は一人でできるものではありません。

**夫婦が互いの価値観について、妊娠について、不妊治療について、共通理解を深めていくこと**が、妻側のこころ、夫側のこころを整えていくきっかけになります。

せっかくの「妊活」です。より夫婦の絆が強くなる、愛情が深まる機会になるように、互いに支え合いましょう。

## まずは、リフレッシュ

こころの置き方、考え方が大切なことはわかりました。

しかし、そうはいっても、簡単に気持ちをコントロールできるものではありません。

わたしはよく、「結婚すると不妊になりますよ」と言って、みなさんからビックリされることがあります。でも、それはあながち、間違っていないと思うのです。

２年の交際期間を経て結婚、その後２年間妊娠しない（計４年不妊）ため、医療機関を受診したカップルをＡとします。そして、お見合い結婚し、その後２年で医療機関を受診したカップルをＢとします。

どちらが早いタイミングで自然妊娠の兆候が表われるかというと、答えはBのカップルです。ポイントは、いまのカップルは婚前交渉が当たり前で、〝結婚が性交渉を減少させるきっかけ〟になっているのです。

マンネリズムというものは、どんなカップルにも訪れます。

お見合いと恋愛結婚では、当然、新鮮さという点で差が生まれてきます。ですから、医療機関を受診する時点では、Aさん夫婦とBさん夫婦とでは、「不妊」の意味合いがまったく異なっているのです。

しかし、どちらの夫婦も医療機関を受診すれば、「不妊症」ということになります。つまり**解決策は、医療機関にあるのではなく、夫婦二人の気持ちが新鮮であるか、ときめいているか、こころのもち方、工夫にかかってくる**のです。

こころを整えていくためには、行動を変えてみる、環境を変えてみることも助けになってくれます。

夫婦生活は、どうしても時間の経過とともに新鮮味を失っていくものです。

新婚当初はすべてが新鮮で、うきうき弾むような幸福感があったのに、日常生活に追われているうちに、いつの間にかそんな気持ちを忘れていってしまいます。

真新しかったカーテンも、クッションも、ベッドも、見慣れたというより、見飽きたモノになっているのかもしれません。

不便ではないけれど、新鮮味のないマイホーム。そんな空間で、うきうき弾むような気持ちを二人で保つなんて、やはり難しいことだと思います。これを克服するには、意識して変化をつけていきましょう。

大げさなことをしなければいけないわけではありません。「不妊ルーム」で妊娠された方に聞いてみると、それはちょっとした工夫でも効果があったようです。

カーテンの色を変えてみる、ベッド周りにお気に入りのグッズを並べてみる、髪型を変えてみる、寝室に鏡を置いてみるなどなど。

旅行に行ったら妊娠したという方がとても多いのも、環境の変化が二人に新鮮な空気を吹き込んでくれたからではないでしょうか。

それは日々の些細なことからの変化でかまわないのです。

二人で朝の散歩を日課にする、「おはよう」「行ってらっしゃい」「おかえりなさい」「ただいま」といった当たり前のコミュニケーションを心がけてみる。そういった些細な心がけが夫婦のあいだに〝新鮮さ〟を与えてくれることがあります。

せっかくの二人の時間を少しでも楽しめるようにすることが、何より大切なことを、多くのカップルが教えてくれました。

夫たちへのエール！

# いまこそ男を上げるとき

## 役割は、妻のこころに合わせる努力

世間で評判になっていた『ヒキタさん！　ご懐妊ですよ』という映画を観ました。

この映画はヒキタクニオさんという小説家のかつての実体験を映画化したものです。映画を観たあと、同名の原作も読みました。

子どもをもたないと決めていた妻30代、夫40代の年の差婚夫婦が、「ヒキタさんの子どもの顔が見てみたい」という妻の一言から、妊活の幕が切って落とされます。

そして、不妊の原因が男性（すなわちヒキタさん）にあることが判明したことから、ドタバタ劇が展開されます。

「妊活」の流れとしては、タイミング法を1年行ない、流産を挟んだ人工授精のあと、2度目の体外受精（＊顕微授精）で妊娠に至るというものです。

わたしがこの映画を観てまず感じたのは「ちょっと古いな」ということでした。それもそのはずで、10年以上も前の体験談になります。

現在の不妊治療の現場では、流産を挟んで合計26回も人工授精をくり返すというのは、あまりにのんびりし過ぎですし、もう、そのよう

＊顕微授精――通常の体外受精では成立しないと判断した場合に実施される方法。ガラス針の先端に1個の精子を入れ、顕微鏡を用いて卵子に直接注入し授精させる

## 夫たちへのエール！

な施設はありません。

いまの不妊治療は、どんどんステップアップして、体外受精へと一直線になっているからです。それについてわたしが危惧していることは、すでに述べてきましたから省略しますが、この映画で注目すべきは、夫のヒキタさんです。

原因は夫の「男性不妊」にあるわけで、当事者はヒキタさんなのですが、不妊は男性が原因であっても、治療を受けるのは女性になってしまうのです。

すなわち、男性は当事者であっても、当事者にはなり得ない。

もっともヒキタさんも、ジムに行ったり、禁酒をしたり、食事制限をしたりと、涙ぐましい努力をするわけですが……。いま、ヒキタさんが「不妊ルーム」に来たら、もっといろいろアドバイスができたのにと、少し残念な気持ちになりました。

原作本の中には、「心合わせ」という言葉が何度も出てきます。

それは本書でわたしが述べている、心、体、技を高めることが「妊活」の基本という考えと同じ位置にヒキタさんも立っているということで、男性の「こころ」からの支えは、女性には絶対必要なことがわかります。

不妊本、妊活本は、気持ちが暗くなるものも多いのですが、明るいタッチで書かれています。何よりも著者は小説家ですから文章もうまく、読者を引き込みます。男性目線で書かれた妊活本がほとんどないことを考えるとお薦めの一冊です。

「妊活」をとおして、男を上げるときがきたと思って、ぜひ、妻のこころに寄り添ってください。

## 夫たちへのエール！

### 男性は早めに精液検査を

不妊の悩みは、もちろん昔からありました。そして、不妊の原因がすべて女性にあると考えられてきた時代が長く続いてきました。けれども、医学が進歩するにつれて、男性側の原因が不妊に関係しているケースが非常に多いとわかってきています。

大ざっぱに言うと、女性因子による不妊が40%強、男性因子による不妊が40%弱、両方もしくは原因不明不妊が20%です。

ですから、**心配になって不妊の検査をはじめるにあたっては、なるべく早い時期に男性も検査を受けましょう。**

不妊において男性が受ける検査は精液検査です。精液の状態をさまざまな角度から調べます。これによって、精子の数が少ない乏精子症《ぼうせいししょう》、精子の運動率が低い精子無力症、精子の奇形率の高さなどがわかります。精子の状態によって、自然妊娠が可能か、男性に対する治療が必要か、あるいは体外受精を視野に入れるべきかなどが検討できます。

セックスが成立するカップルにおいては、男性の検査は精液検査のみです。精液検査で「異常なし」であれば、その後、男性のほうにはしばらく出番はありません。

夫が非協力的だと、不妊治療はうまくいかないものです。不妊症の検査・治療は、女性のほうが主に受けることになりますので、そのことを理解して、夫は妻をサポートすることが大切です。

## 精液検査が嫌なら

男性が精液検査を拒否しているケースで、妊娠に至るカップルは少ないように感じています。

## 夫たちへのエール！

けれども、あまり無理強いするのもよくありません。その後の夫婦生活が希薄になったり、仲が悪くなったりして、妊娠を妨げることにもなりかねないからです。

どうしても精液検査が嫌な場合は、「ヒューナー（フーナー）テスト」である程度同じ検査ができます。これは別名「性交後試験」とも呼ばれているものです。セックスのあと、女性の子宮の中で精子が元気かどうか調べる検査です。検査結果が良好であれば、少なくとも精子の運動率には問題がないと考えられています。

逆に、ヒューナーテストで問題があった場合は、何回かくり返し検査する必要があります。この検査は男性のコンディションはもちろん、女性の頸管《けいかん》粘液の状態や、セックスから検査までの時間などに影響されるからです。

不妊の原因が、男女でほぼ同率ということを考えると、男性の精液検査が必要なことがおわかりいただけるでしょう。また、ヒューナーテストなどがとくにそうですが、検査結果をあまり深刻に受けとめ過ぎないようにしましょう。

男性側の原因には、ＥＤ（勃起障害）や射精障害など、ほかにもありますが、このような原因が考えられるときは、泌尿器科で相談してみましょう。精液検査は泌尿器科でも受けることができます。

精液検査で問題がなく、ヒューナーテストの結果がよくない場合、頸管粘液不全などが考えられ、こうした場合、人工授精での妊娠率が比較的良好です。

しかしながら、検査結果に対してのこころの置き方について、男性のほうがどういうわけかメンタル面で弱い。それについてもう少しふ

## 夫たちへのエール！

れておきましょう。

精液検査を1回受けて結果が悪いと、自分は男性機能が劣っているのだと思い込んでしまう方がいます。こういう方は、再検査を受けることをお勧めします。

精液検査は、体調や仕事の忙しさ、採取の状況、採取から検査までの時間などによって大きく変動するのです。

女性も血液検査で黄体ホルモン*の値が低いと、自分は黄体機能不全と思い込んでしまう方がいます。黄体ホルモンの値も生理周期との兼ね合いで大きく変動します。この場合も、検査を受けた医療機関の医師に再検査をお願いしてみましょう。そのあたりを理解して、お互いにパートナーをサポートする姿勢が大切です。

*黄体ホルモン（プロゲステロン）――女性ホルモンの一種で、子宮内膜に受精卵が着床しやすい状態に整え、妊娠を継続させる働きがある

# 第2章

# からだを「ゆったり」整える

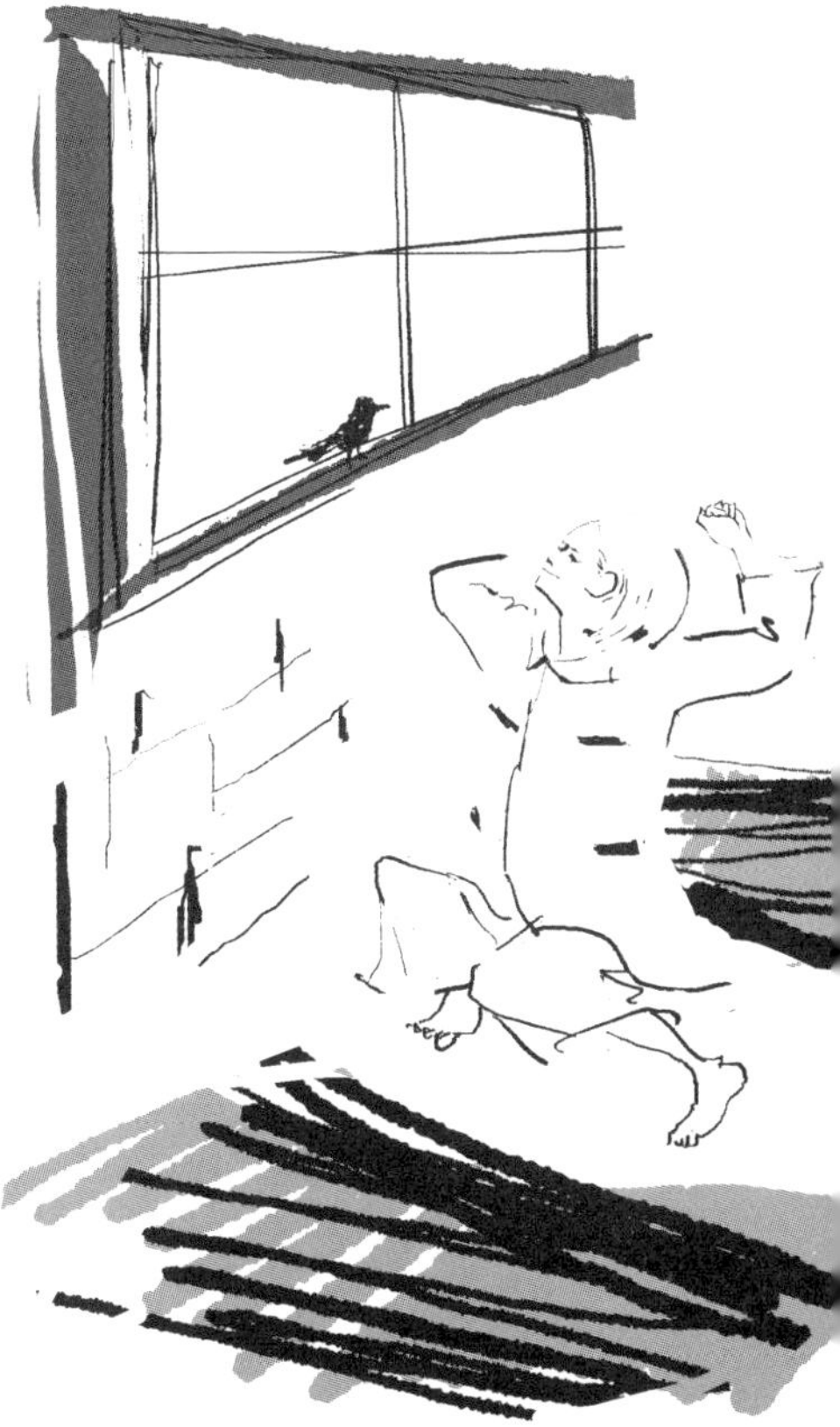

# 「健康」の意味を間違えないように

「不妊ルーム」を訪ねてこられた方に、「健康的な生活をしていますか?・」と問いかけると、「野菜は有機です」とか、「スポーツクラブに通っています」というような答えが返ってくることがあります。

もちろん、ある一面では「健康的」といえるのですが、本当に大切なことは、生活をトータルで見て、きちんとバランスの取れた暮らしを送っているかどうかです。

有機野菜を使った食事を実践し、週に3回ヨガ教室に通っているとしたら、それはいかにも健康的な暮らし方に思えます。でも、その一方で、毎晩深夜までSNSとにらめっこして不眠症気味であったり、寝る前には必ずお酒か薬が必要だったりしたら、その人の暮らしはやはり健康的だとは言えないでしょう。

昼夜が逆転してしまうような自然に反した生活リズムでは、気づかぬうちにからだにダメージが蓄積されて、ホルモンバランスの崩れや、自律神経の乱れを引き起こします。「いつも、からだのどこかの具合が悪い」という不定愁訴《しゅうそ》だって生み出しかねません。

自分の身についた生活習慣を変えることは簡単なことではありませんが、いま一度、自分の生活を見つめ直してみてはいかがでしょうか。

ちょっと不健康な生活をしているかな？　と思いあたる方は、まずはできることから小さな一歩を踏み出してみましょう。

仕事が立て込んでいたり、家事があったり、一人目を出産していれば育児だってありますから、ついつい夜更かしをしてしまうことがあります。

でも、それが当たり前の毎日になってしまっていては、ホルモンのバランスを乱すだけではなく、体調を崩したり、病気にかかったりと、よいことはありません。

友達とお酒を飲んで、パッと騒ぐのはとても楽しいですし、たまの息抜きに好きな物を食べるのだってよいと思います。でも、それがほとんど毎日で、お酒を飲んで酔わないと眠れなかったり、暴飲暴食したりするようであれば、当然、ライフスタイルを見直す必要があります。

みなさんに心がけていただきたい「副交感神経な生活」とは、いわば「まっとうな生活」とも、言うことができます。健康的な生活は、副交感神経を優位にし、卵巣を守ることにつながります。

あなたが妊娠を望むのであれば、やはりある程度、暮らしのなかに節度と約束事を設けることが大事です。

## ゆったり、まったりモードに

「ウサギとカメ」という有名なお話があります。

カメがウサギにかけっこで勝てたのは、ウサギが途中でさぼって寝ていたからです。

「妊活」「不妊治療」も、「ウサギとカメ」にたとえられるのかもしれません。もちろん婦人科の先生や不妊治療の先生がウサギのように、休んでいたり、さぼったりするわけではありません。

急ぐことによって起こるマイナス面が「妊活」、ことに「不妊治療」においては多いのです。

「もしかしたら赤ちゃんが授からないのでは？」と思えば、だれだって焦り、急ぎ、まっしぐらになるのは当然のことです。そして不妊治療にエントリーすれば、医療機関のペースに乗ってどんどんステップアップし、スピードアップしてしまうことがあるのです。

不妊治療の医療機関には、ウサギが駆け足で走るように、型どおりの診察と、テンポの速いステップアップで、人工授精、体外受精へと突き進んでしまうことが少なくありません。

また、患者さんが治療のテンポについていけなかったり、ステップアップに躊躇《ちゅうちょ》していたりすると、ドロップアウトしてしまうこともあります。また、スピードアップしても治療が長期化してしまい、結局ストレスをため込んで、バーンアウト（燃え尽きる）してしまう方も多く見てきました。

わたしは、「妊活」においても不妊治療においても、〝カメ〟の歩みのごとく、〝ゆったりと、まったりと〟をモットーに考えています。

もし妊娠へ至る道が、直線レースのようであれば、カメはウサギに勝つことなどできません。しかし、「妊活」というのは一周を28～30日間をかけて歩むトラック競技のようなものです。

ウサギのように急いで一周走りきったとしても、結局、ゆったり、まったり歩くカメのうしろにつくことにもなるのです。

「生命を授かる」ことが本来、奇跡的なこと、簡単なことではないのだと思えば、まずは、自分自身がうるおいのある生活をしているのか、楽しんでいるのか、そこに目を向けてみましょう。

何度もくり返していますが、気分が明るくなることのほうが、妊娠によい効果をもたらしてくれることが多いのです。**〝追いかけると妊娠は逃げてゆく！〟**ということを忘れないでください。

【Episode 2】

＊わたしが出会った、印象に残るエピソードを紹介します。

# 夫婦で困難を乗り越えた

山本さつきさん（仮名・当時25歳）

新しい生命の誕生は、本人のみならず周囲の人も幸せにします。だからこそ、その幸せを手にするため、多くの女性は、結婚、そして出産という人生を送りたいと願うのでしょう。そして、ほとんどの人は、その幸せが当たり前に手に入るものと思い、なんの疑問も抱きません。

しかし、5組に1組のカップルが、子どもができずに悩んでいます。

不妊の原因はさまざまです。一人一人置かれた状況も違いますし、性格も配偶者も違います。十人十色です。

子どもができずに悩んでいることは同じでも、みんな原因も、妊娠に至るまでの道も違います。

25歳で「不妊ルーム」を訪れた山本さんの問診票を見た時、わたしはある記載に目を奪われました。

その様子に気づいた山本さんが重々しく口を開きました。

「小さい頃、白血病にかかり、抗がん剤、放射線治療を受けました。そのことと、妊娠しないことは関係ないでしょうか？」

過去にがんにかかったことのある患者さんで、妊娠に影響が出たという話はよくあることなのです。白血病治療の抗がん剤、放射線治療が卵巣機能に影響を与えてしまっていることは考えられます。
さっそく、わたしは山本さんのこれまでの経過を確認しました。
9歳で「血液のがん」といわれる急性リンパ性白血病を発症。この病気は、一昔前は不治の病でしたが、治療可能な病気となりました。彼女は、およそ6年間におよぶ大学病院における闘病生活の末に、15歳で白血病を克服することができました。

「その後は再発することもなく、21歳で結婚しました。3年しても子どもを授からなかったので、産婦人科で不妊治療をはじめました。半年のタイミング法のあと、5回の人工授精を受けましたが妊娠しなくて……」

そのような経過をたどり、山本さんは「不妊ルーム」に相談にやって来ました。

やはり最初に気になったのは、白血病治療で強い薬を使ってきたことです。抗がん剤治療や放射線治療の副作用で、卵巣にダメージが与えられていることは稀《まれ》ではありません。

そのようなことに思いを巡らせながら、うつむき加減の山本さんから基礎体温表を受け取ると、一目見て胸をなでおろしました。

その基礎体温表のグラフは、低温期と高温期がはっきりと区別できる形を示していたからです。

「卵巣は正常に機能していると思います。もちろん採血を行なって、ホルモン値を測り、数字での確認は行ないますが……」

そう伝えると、

「本当ですか!?　よかった」

と、山本さんの表情がみるみる明るくなっていきました。

「前にかかった先生は、自分から基礎体温表を渡しておきながら、診察日に基礎体温表を持参しても見向きもしてくれませんでした」

　医師の考え方の違いもありますが、「不妊ルーム」では基礎体温表を何よりも重視しています。なぜなら、毎日記録した基礎体温表にこそ、妊娠へのさまざまなヒントが隠されているからです。

　がんが完治してから10年。山本さんはその間、再発の可能性など、さまざまな不安を乗り越えて不妊治療のドアをノックしたのでした。

　あくまでも個人的な見解ですが、大きな困難を克服した人というのは、何か吹っ切れた感じがあって、大小さまざまな困難があったとしても、言動がどこか肝の据わっている感じがします。

　山本さんの眼差《まなざ》しから人間としての力強さを感じ、〈彼女なら乗り越えられるかもしれない〉という印象をもちました。

とにかく基礎体温表の記録は続けてもらい、わたしはふたたび検査をしたいと考えました。

「まずこのまま基礎体温表をしっかり付けて、ホルモンチェックを並行して行ないましょう。基礎体温表はあなたの卵巣の状態を映し出す鏡なのですから」

「わかりました。毎日基礎体温を測るのは、必要性を感じられなかった分、簡単なことのようでたいへんでした。でも、先生がそれだけ重要だと言ってくださるなら、やってみます」

それから1か月かけて検査を行ない、子宮や卵巣機能にまったく問題がないことを確認することができました。

しかし、山本さんには試練が待ち受けていました。

問題があったのは、山本さんではなく、ご主人だったのです。

精液検査の結果は深刻なものでした。山本さんにその現状を伝えました。

「精子の数がとても少なく、運動率もよくありません。人工授精レベルでは妊娠は難しいと思います。人工授精で妊娠が成立するためには、１㎖あたり、少なくとも５００万匹程度の精子が必要なのですが、ご主人は１００万匹以下です」

山本さんは、以前検査したときは、医師からそれほど深刻な状態であるという説明はなかったそうで、ひどく落胆していました。

でも、こんな時のために「不妊ルーム」はあるのです。彼女の検査結果から、わたしはすぐに答えを出しました。それは、彼女の若い年齢を考えると、体外受精、それも顕微授精であれば、短期間で妊娠する可能性があることを伝えました。

「本当ですか!?　何だかこれまでとても遠回りをしてきたような気がします」

そう喜んでくれた山本さんですが、すぐに表情が曇り「少し考えさせてください」とうつむいてしまいました。

それは当然のことです。一回、40万~80万円する体外受精の費用は、若い夫婦にとってたいへんな額です。経済的に大きな問題となります。

それから3か月したある日、夫婦でふたたび来院された山本さんは、

「体外受精を受ける決心がつきました。紹介状をお願いします」

と、頭を下げられました。

これまでも、多くの出費を重ねてきたのだと思います。とても勇気のいる決断だったに違いありません。

体外受精は医療機関選びがすべてを決めてしまいます。そこで、

高度生殖医療の分野で高い実力をもつ先生にお願いをすることにしました。

　わたしはこれまでの山本さんの苦労を思い、なんとか1回の体外受精で妊娠に至ってほしいと願うばかりでした。

　血液のがんと闘い、ご主人の乏精子症《ぼうせいししょう》と向き合い、高額な医療費を抱えることを決めた夫婦を、わたしは祈る思いで送り出しました。

　そして、山本さんから一通の手紙をいただきました。


　一度の自然周期での採卵、そして5日後に胚移植を行ない、無事、着床・妊娠することができました。現在、12週に入ったところで、赤ちゃんたちも元気に育ってくれています。

　移植した胚は一つだったのですが、分裂し、二つの命になりました。いろいろと不安はありますが、授かった二つの命を大切に育んでいこうと思います。本当にありがとうございます。

紹介状を受け取った医師は、山本さん夫婦の妊娠という願いを一度の体外受精で見事に叶えてくれたのでした。

その後、山本さんは無事に双子の男の子を出産しました。自分のからだの状態を夫婦それぞれがしっかりと把握し、なすべきことを理解し、情報を整え、状況に応じて冷静な判断をくだしたことがよい結果につながったのだと思います。

「不妊ルーム」を妊活のベースキャンプと位置づけ、悩めるカップルをフォローアップしていく、このクリニックのミッションをあらためて実感させてくれる出会いとなりました。

## 基礎体温表はからだの状態を映す鏡

水銀柱の体温計の時代に比べて、最新の婦人体温計の進歩には目を見張るものがあります。

検温時間がわずか10秒と短いのみならず、ボタン一つで日々の基礎体温データをスマートフォンに転送することもできるようになりました。また、便利な基礎体温表アプリもたくさん登場しています。

最新の婦人体温計は、専用アプリとセットになっていて、基礎体温がスマホの中に自動的にグラフ化され、生理周期などの情報を入力すれば、排卵日が近いことも知らせてくれる仕組みにもなっています。スマホのアプリであれば通勤中の電車の中でも気軽に確認ができますし、スマホは毎日携帯しますから、あなたのお守り代わりにもなってくれるでしょう。

そんな便利な時代にはなりましたが、「不妊ルーム」では、紙の「基礎体温表」を重視してきました。デジタルが当たり前のこの時代に、自分で表に書き込んでいくというアナログな方法です。

といっても、何がなんでもアナログを重視しているというわけではありません。一般に市販されているノートブック型のものや、最近ではインターネット上からダウンロードできるものといろいろありますから、それを活用するのも悪くはありません。

わたしが考える基礎体温表の利点が反映されたものであれば、どの方法でもよいと考えています。しかし、なかなかそのようなものがないのが現状です。

週や月でページが替わってしまうものが多く、それによって、数か月間におよぶ自分の身体の変調がつかみづらくなってしまうのです。

紙ベースですと、表を単純に連結していけば、数か月間の体調の変化が一目瞭然となります。とくに、薬などを服用している場合は、効果の実感がつかみやすいので、数か月間の変化が読み取れるものが有効だと考えています。そういうこともあって、わたしは、基礎体温の動向が一目でわかる紙の基礎体温表をお薦めしているのです。

そしてもう一つ。高温期と低温期の境界線である36・7℃に赤や緑などの違った色の線が引いてあるものが理想です。

基礎体温は、単純に毎朝7時に測るものだと思っている人も多いようですが、これも正しい理解ではありません。基礎体温は、起床の前に舌下で測ればよいと考えてください。そして、体温を測ったら表に書き込んでください。

体温の測定には普通の体温計ではなく「婦人体温計」を使います。高額な体温計には、体温を測るのと同時に基礎体温表として記録できるものがありますが、とくに必要ではありません。

最近、不妊治療の現場では、この基礎体温表がだんだんとないがしろにされているように感じていて、残念に思います。その一方で、付けることが目的となってしまって、有効に活用していない方もたくさんいます。

基礎体温表は、１９３０年代にアメリカで避妊のツールとして開発されたものなのですが、そのアメリカで経口避妊薬が普及しだすと、基礎体温表は急速に廃《すた》れていきました。そして、敗戦の際に、進駐軍（ＧＨＱ）によって、チューインガム、チョコレートなどといっしょに、基礎体温表が日本国内に輸入されたのです。

基礎体温表はアメリカで発案されたものですが、戦後から日本人女性が連綿と受け継いできた知恵です。基礎体温表は、「和魂洋才」の産物であり、基礎体温表を世界でもっとも活用しているのが、ほかならぬ日本人女性なのです。

基礎体温表の最大の目的は記録することではなく、数か月間の体温の変化を見ることにあります。ですから、一目でわかることが大切です。**基礎体温表をていねいに2～3か月も付けていくと、鏡があなたの姿を映し出すように、基礎体温表が必ずあなたの卵巣のコンディションを映し出してくれます。**さらに、排卵の日を予測するという意味でも役立ってくれます。そうしたメッセージに素直に耳を傾けることが妊娠につながっていきます。

基礎体温表は、妊娠を望む人にとって、ほかのどんな検査よりもわたしは重要だと感じています。いわば家庭でできる不妊の検査であり、治療です。

これから不妊治療を受けるという人にも、基礎体温表を付けることをお勧めします。「不妊ルーム」でさまざまなケースを間近に見てきたわたしだからこそ、実感を込めてお伝えしたいのです。

基礎体温表を付けるにあたって何よりも大切なことは、付け忘れを気にしないことです。

　スポーツジム通いなどもそうですが、「今日は体調がすぐれないから」とか「天気が悪いから」と一度休んでしまうと、それがきっかけとなってドロップアウトしてしまうということがよくあります。

　基礎体温表もまったく同じで、測り忘れたとか、朝起きるのが遅かったからなどという理由で、やめてしまう人がかなりいます。基礎体温を付け忘れたら、その日は空白にすればいいだけのこと。

　基礎体温は、朝起きる前に測りさえすればよいと単純に考えることが大切です。

　たとえば「毎朝7時に」と決めてしまい、そのことがかえってストレスとなってドロップアウトしてしまう人も少なからず見てきました。「基礎体温表は測ればよい」と、ラフに考えることが大切です。

# 紙の基礎体温表を選ぶポイントと記入法

・数か月分が一目でわかる横長のものを選ぶ
・高温期と低温期の境界線である36・7℃に赤や緑の線が引いてあるものを選ぶ（自分で線を引いてもよい）
・生理日は×印をつける
・性交（セックス）があった日には○印をつける
・おりものなど女性特有の症状があった日も印をつける
・排卵日判定薬の結果を陰性（－）か陽性（＋）で記入する
・（－）か（＋）の判定があやしい場合は、（＋－）と記入する
・通院日、検査結果、服用した薬などがわかるように書き込む

※基礎体温の記録法は、紙とデジタル、両方をいいとこ取りするかたちでシナジー（相乗）効果を期待しましょう。

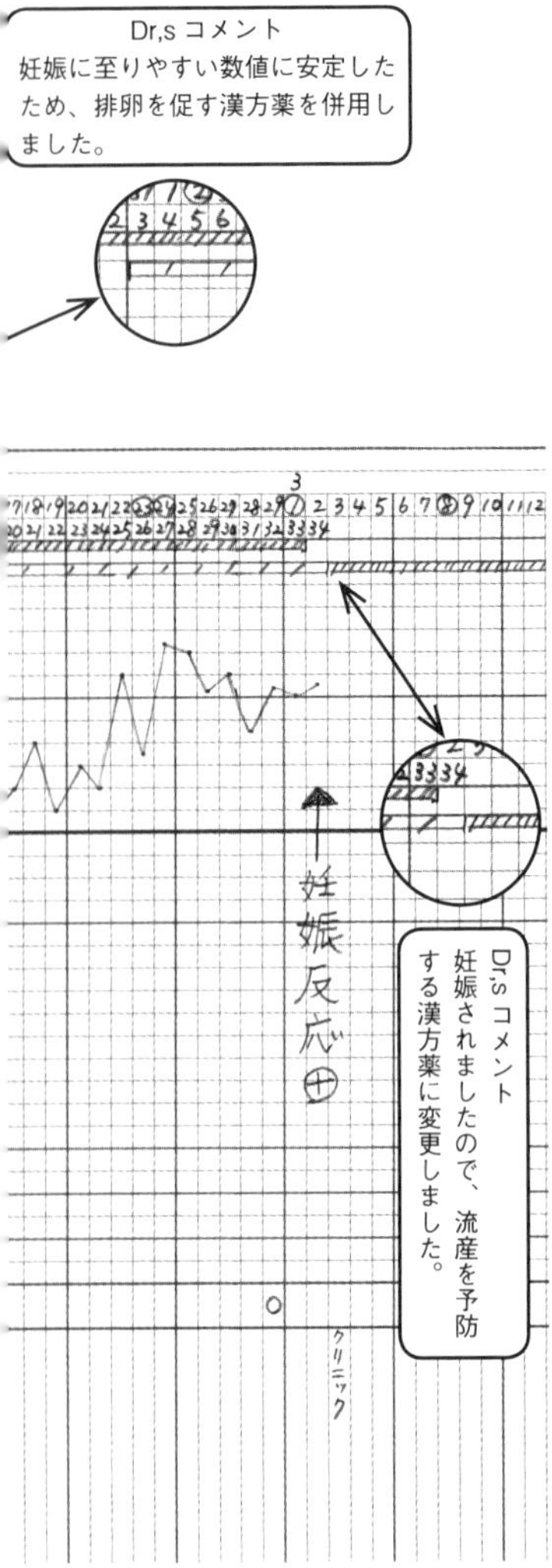

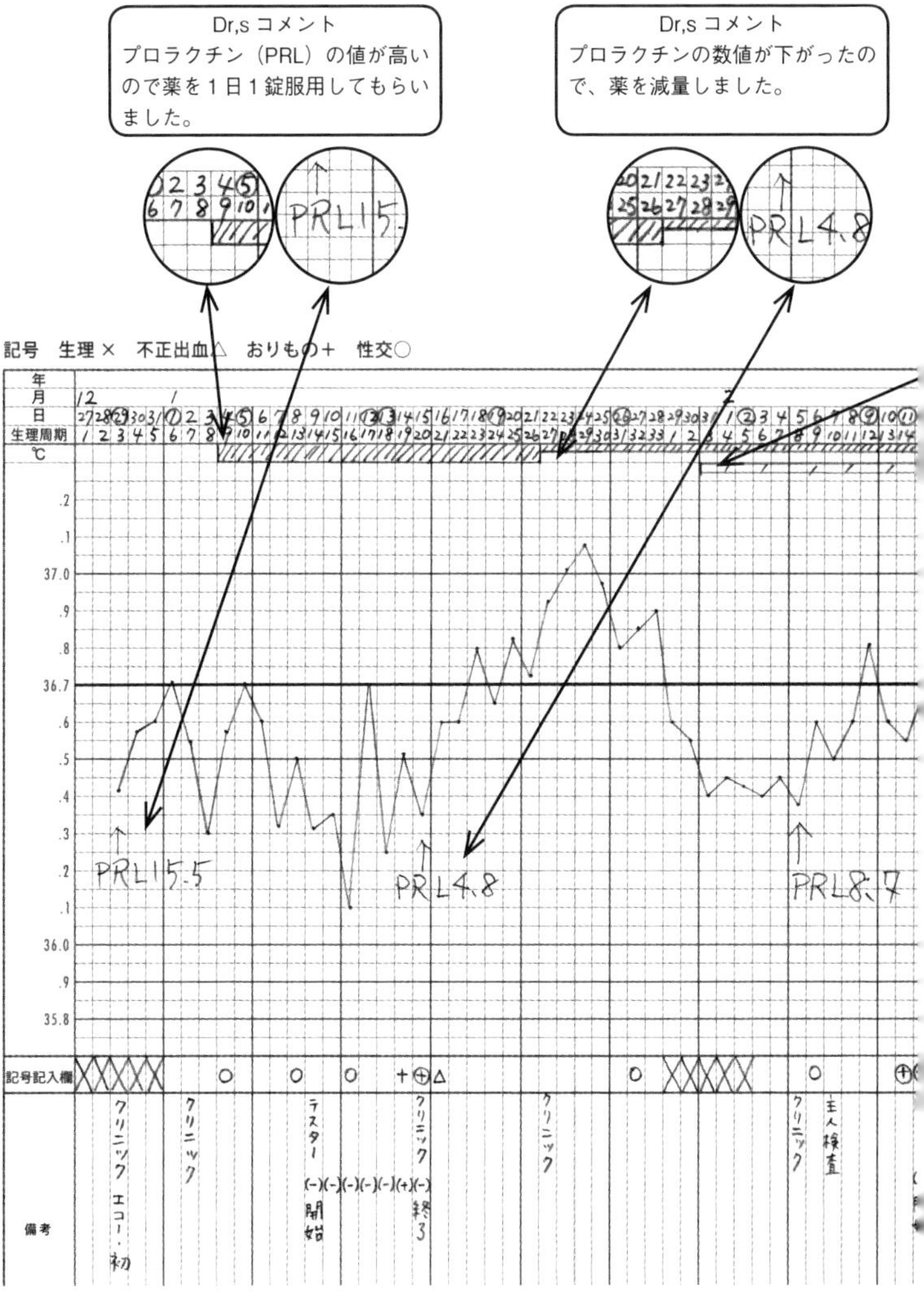
Dr,s コメント
プロラクチン（PRL）の値が高いので薬を１日１錠服用してもらいました。
Dr,s コメント
プロラクチンの数値が下がったので、薬を減量しました。
PRL15.
PRL4.8
記号　生理×　不正出血△　おりもの＋　性交○
年
月
日
生理周期
℃
37.0
36.7
36.0
35.8
記号記入欄
備考
PRL15.5
PRL4.8
PRL8.7
クリニック
エコー・初
テスター
開始
終3
主人検査

# 卵巣セラピーを意識する

不妊治療、とりわけ体外受精をはじめとする高度生殖医療は、わたしの目から見ると、〝木を見て森を見ず〟の医療になっているような気がしてなりません。**不妊治療の先生は、女性の子宮・卵巣よりも、卵巣の中の卵胞、そして卵子にのみ目がいっている**ように思うのです。

大きな子宮筋腫が見逃されていたり、子宮内膜症のチョコレート嚢腫《のうしゅ》に気づいていなかったりするケースにめぐりあうこともたびたびです。

不妊治療の先生には、もっと卵巣や子宮そのもの、卵が育つ環境について考えていただきたいと思います。

女性の結婚年齢、そして妊活年齢が年々高齢化しているわけですから、女性の側から考えれば、卵巣、そして卵子をどう守っていくかは、切実な問題です。

ここで、金魚と水槽にたとえて卵子と卵巣について説明してみます。たくさんの金魚が泳いでいる水槽をイメージしてみてください。金魚が元気であるためには、その水槽のコンディショニングが大切なはずです。温度管理や酸素の供給などが適切でなければ、金魚はどんどん元気を失ってしまうでしょう。

これと同じようなことが、女性のからだにもいえるのです。

最近、〝卵巣セラピー〟ということをわたしは考えるようになりました。卵巣という水槽のコンディションをよくすることによって、金魚、すなわち卵子が快適な状態に置かれるようになり、妊娠につながるカップルが増えました。とくに「妊活」女性の高齢化を考えた場合、その後の更年期に備える意味からも、こうした、女性のからだに優しい治療がとても大切だと思います。

このような考え方をするのは、わたしが漢方薬を活用するからでもあり、漢方医学的な考え方に近いのかもしれません。

わたしはかつて漢方医療を専門とする医師の講演を聴いたことがあり、その話はたいへん興味深いものでした。

西洋医学では、胃が悪ければ胃薬を、腎臓病には腎臓の薬を、といった臓器特異的な使用の仕方が一般的です。ところが漢方医学では、病気をからだの歪《ゆが》みととらえます。

要するに漢方薬によってからだの歪みを整え、からだの中に存在する病気も整えて治してしまうという考え方なのです。わたしはとても面白いと思うと同時に、からだを整える大切さについて深く考えさせられました。

からだを整えることがコンディションを整えることにつながり、やがて卵巣を守ることになる。「妊活」をとおしてからだを見つめ直すことは、結果として、その後の人生も豊かにすることになります。

年齢を重ねるにつれて、どうしても卵巣内の卵子の数は減少し、卵子はエイジング（老化）していきます。その卵子をどのように大切に守っていくか――。そのポイントの一つが、最近注目を集めている甲状腺ホルモンです。

甲状腺ホルモンは、〝元気の源ホルモン〟と呼んでいいものです。人間がアクティブに活動するにはなくてはならないホルモンなのです。

甲状腺ホルモンが過剰に分泌されてしまう病気が、バセドウ病に代表される甲状腺機能亢進《こうしん》症で、運動もしていないのに、発汗や動悸《どうき》がするなどといった症状が現われます。逆に甲状腺ホルモンの分泌が減少しているのが、橋本病のような甲状腺機能低下症です。元気の源ホルモンが不足するわけですから、倦怠《けんたい》感を訴えたり、鬱《うつ》っぽくなったりします。

これまでの研究で、この甲状腺ホルモンは「卵子を優しく守る重要なホルモン」だとわかってきました。つまり、血液中に甲状腺ホルモンが十分に保たれている状態が、卵巣にも好影響を与え、卵子がよい状態でキープされるというわけです。

「不妊ルーム」でも、卵巣セラピーの観点から甲状腺ホルモンを繊細にコントロールするようになって、40歳前後の妊娠も増えました。

## サプリメントとの付き合い方

甲状腺ホルモン以外でも、ビタミンD、葉酸、亜鉛などといった体内に微量に存在する物質が、卵子をよりよい状態にするのに重要な働きをしているのです。また最近になって、銅が過剰に血液中に存在すると、着床しにくくなることもわかってきました。

じつは亜鉛と銅は、体内でシーソー・バランスのように微妙な関係にあるのです。要するに亜鉛が増えてくると、銅の値が下がるというかたちになります。亜鉛は、卵子の形成に重要な役割をもつということもわかってきました。

こうした微量物質のコントロールを綿密に行なうことが、妊娠には大切なのです。また、亜鉛は精子の形成にもなくてはならないミネラルです。亜鉛と銅は、妊娠の〝キー・ミネラル〟であると理解してください。

ここで注意しなくてはいけないのは、「妊活」に熱中するあまり、自分でも何かできないかと、安易にサプリメントに飛びついてしまうことです。

わたしはサプリメントにハマってしまう方を数多く見てきました。たとえば自己流の判断で葉酸サプリを飲んでいる人の採血を行なうと、葉酸が基準値の上限の何倍もの値を示す女性も多いのです。これではかえって妊娠を遠ざけてしまいます。

気持ちは十分にわかります。しかし、自己流の判断でサプリメントを摂取するのは控えたほうがいいでしょう。

葉酸、亜鉛、銅、ビタミンDなどは、医師のもとで採血により血中濃度を測定することができます。それぞれに基準値というものが存在していますから、その基準値内に調整することをていねいに行なっていくことで、年齢の高い女性でも卵巣の中の卵子を、少しでもいきいきとさせることが可能になります。それが妊娠力を高めることにつながっていくのです。

## 漢方薬も強い味方です

漢方薬に対して医師の評価は分かれるところがあります。積極的に用いる医師と、気休めにしかならないから使わないという医師に分かれます。

しかし、わたしはこれまでの経験から、漢方薬は「妊活」中の多くの女性に有効だと考えています。漢方薬を処方しただけで、身体のコンディションがよくなったり、妊娠に至ったりすることが「不妊ルーム」では日常的です。現在、「不妊ルーム」では8割の方に漢方薬を処方しています。

とくに黄体機能不全の人や、排卵障害が疑われる人によく効いているというのがわたしの実感です。

わたしは、「不妊」というものに関しては、いわゆる西洋医学的にいうところのＥＢＭ（科学的根拠に基づいた医療）だけでは判断できないと考えてきました。また、カップルの生活習慣とも密接に関係していることから、まずは「生活習慣からくる〝歪《ゆが》み〟」に着目するべきだと考えています。そこで漢方薬に注目するようになったのです。

たとえば、ホルモン値や基礎体温表から黄体機能不全が疑われるような女性には、当帰芍薬散《トウキシャクヤクサン》を処方します。すると、人によっては黄体ホルモンの値が２倍以上に跳ね上がります。排卵を促す誘発剤のクロミフェンを一日３錠飲んでも効果がないという多《た》嚢胞性《のうほうせい》卵巣症候群の女性に、クロミフェンを一日１錠と温経湯《ウンケイトウ》を処方したところ排卵がはじまり、妊娠に至ったケースもありました。

症例に合わせて漢方薬を選べば、効果が得られるのではないかというのがわたしの考えです。しかし、すべての人に効くわけではありません。卵管閉塞《へいそく》や子宮後屈《こうくつ》などの形の異常に対して効果はありませんし、クラミジア、淋菌《りんきん》などの微生物が原因で不妊になっている場合は、抗生物質のほうがはるかに有効です。

また、漢方薬には副作用が出る場合もあります。服用中に発疹、かゆみ、胃や腸の不快感を訴える方もいます。

科学的根拠に基づいて考えていくことは必要です。しかし、自然界の働きによって生まれてきたもので科学的に解明できているものは、いまのところほんのわずかだと思うのです。自然の力というのは本当に不思議で、人間のロジックを超えているのです。そういうこともありますので、わたしは漢方薬に対しても柔軟に考えて、処方をしていきたいと思っています。

ここでは、漢方薬を自己流で使用するのはやめること、必ず医師の指導に従って服用し、副作用が出たら、必ず処方した医師に相談することを前提に、どのような漢方薬が有効かを紹介します。

**【不妊治療に使われる漢方薬の代表例】**

当帰芍薬散（トウキシャクヤクサン）

温経湯（ウンケイトウ）

桂枝茯苓丸（ケイシブクリョウガン）

柴苓湯（サイレイトウ）

**【男性不妊に使用する漢方薬の代表例】**

八味地黄丸（ハチミジオウガン）

補中益気湯（ホチュウエッキトウ）

「漢方薬がなぜ効くのか？」と質問を受けることがありますが、漢方医でも西洋医学の医師でも正確には答えられないと思います。

なぜなら、漢方薬というのはさまざまな生薬が配合された合剤だからです。どの成分がどのように作用するかはある程度わかっていますが、実際にはいくつもの成分が複雑にからみあって効果を発揮していますから、詳しいことはわからないのです。

くり返しになりますが、漢方薬の使用は、必ず医師の処方を受けてください。薬局などで市販されているものは成分が少なく、効果も低いです。漢方薬専門店の場合はとても高額になります。医師から処方してもらうと健康保険が適用されますから、負担する金額が少なくてすみます。また採血によって漢方薬の効果が数字で読み取れるようになります。

## 健康な身体で妊娠するウーマンケア

「不妊ルーム」を訪れるみなさんは、妊娠を目的として来院します。ですからわたしは全力をあげて、一日でも早く妊娠していただけるよう日々努力をしています。

しかし「不妊ルーム」では、ただ妊娠すればよいとは考えていません。何事も健康あってのことだと考えています。ですから、「ウーマンケア」ということをみなさんにお知らせしています。

「ウーマンケア」の目的は、「健康な身体で妊娠する」ことです。

「妊活」をはじめると、妊娠のことで頭の中がいっぱいになってしまいがちです。そこに、自分のからだのことを忘れさせてしまう大きな落とし穴があるのです。

生まれてくる子どもの身体を培《つちか》う材料を提供するのは、まぎれもなく妊娠中のお母さんです。さらに、妊娠から出産までは十月十日といわれますが、その後の育児はロングランになります。生まれてきてくれたわが子とは、いまだけではなくその先の未来もあることを忘れないでください。

ですから、**妊娠中にあなたが食事をするのも、健康な身体をつくるのも、あなたのためだけではなく、生まれてくる子どものため**でもあります。

なんのために「妊活」をしているのかをよく考えれば、あなたが健康でいることの大切さがよくわかってくるでしょう。

ここでウーマンケアに大切な項目を紹介します。

## ①妊活の前に必ず乳がんチェックを

最近、30〜40代女性の乳がんが急増しています。これには食生活の欧米化が密接に関係しているといわれています。妊娠について不安や焦りを感じる世代がそのままあてはまってもいますので、わたしは超音波検査による乳がんチェックを行なうよう勧めています。

超音波検査であれば、マンモグラフィーのように放射線被《ひ》曝《ばく》がありません。また、30〜40代女性では、マンモグラフィーより、超音波検査のほうが、乳がんの検出率が高いのです。欧米人のように大柄で体格のよい女性にはマンモグラフィーでの乳がん検査が有効だとされていますが、それに比べ、比較的線の細い日本人女性の場合は、年齢にもよりますが、超音波検査のほうが適しているのです。

女性は妊娠すると乳腺が発達してきて、妊娠後期から授乳期にかけては、乳がんの発見が遅れがちになります。ですから、「妊活」前の乳がんチェックの必要性はどれだけ強調してもし過ぎることはないのです。

女性に乳がんがあった場合、妊娠が乳がんを成長させてしまいます。その理由は妊娠によって、女性ホルモン、黄体ホルモンの分泌量がアップし、こうしたホルモンが乳がんに促進的な働きをしてしまうからです。ですから妊活前の乳がんチェックをお勧めしているのです。

「短所は裏から見れば長所」という言い方があります。わたしはこういう言葉が好きです。

あなたが妊娠につまずきを感じながら「妊活」しているのであれば、それを逆手にとって、からだづくりの準備期間としてみましょう。

乳がんの話をしましたが、あなたの乳房を超音波検査でずっとフォローしてくれる乳腺科のお医者さんを見つけることができれば、末永くお付き合いができます。

また、女性は婦人科とは切っても切れない関係にあるのですから、なんでも気軽に相談できる婦人科の先生と出会っておくと心強いと思います。

将来あなたが不妊治療でステップアップをして、人工授精、体外受精に進んだとしても、気軽にセカンドオピニオンを求めることができるでしょう。

### ②貧血に注意をしましょう

女性は毎月生理があり、鉄分を失います。鉄は体内でつくられませんから、常に鉄欠乏性貧血と隣り合わせの生活をしているわけです。貧血でふらふらな身体では、いくら手を尽くして妊娠できても、出産まで至れるか心配な状況になります。

会社などに勤めていれば必ず健康診断があるわけですが、その結果のシートをただ漠然と眺めるのではなく、検査結果の意味を理解するリテラシーをもちましょう。貧血の検査は必ず入っています。Ｈｂ（ヘモグロビン）の項目に注目してください。これは血液の〝赤さ〟を測る貧血の指標であり、少なくとも12以上、できれば13以上あることが好ましいと考えてください。

### ③歯の健診は必ず受けましょう

「不妊ルーム」で妊娠して、出産後にいただいたメールに、「先生、妊活中のみなさんに、**歯の手入れを前もってやっておきましょう**とメッセージをしてください」とありました。

わたしは、これは盲点だったなと不意をつかれた気持ちになりました。

出産したあとは、育児にてんてこまいで、とても歯医者さんには通えなくなってしまうのだそうです。

お腹《なか》の中の赤ちゃんは、お母さんの身体からいろいろなものを得て成長していくという話をしましたが、歯も例外ではありません。出産後に歯がガタガタになったという話はよく耳にします。

また、妊娠したら服用できない薬もたくさんありますから、歯科以外でも先ほど述べた何でも相談できる婦人科の先生を知っておくことは、大切なことです。

## ④適正体重を意識しましょう

世の中を見渡すと、からだの線が細い方が増えてきたように思います。しかし、これから赤ちゃんを授かりたいという人が、スタイル重視では困ります。極度の肥満体型はいけませんが、痩せ過ぎもいけません。わたしは最近の女性の線の細さが心配です。

ダイエットに関心のない女性はいないと思います。そして、多くの女性が理想としている体型は、女優さんや、雑誌のグラビアなどのモデルさんだったりします。

しかし、女優さん、モデルさんたちの体型は、わたしの目から見れば妊娠を考えた場合、痩せ過ぎです。

妊娠すれば、月を追うごとにあなたの体重は増えていきますし、臨月ともなれば、妊娠前に比べて８〜10kgも体重が増えるわけです。とても大きな荷物を背負い込んで、生活するようなものです。そして、出産したらしたで、その後、長い育児がはじまりますから、体力勝負にほかなりません。

そうした状況を考えた場合に、果たして体重を落としたスリムな体型で、妊娠や育児を乗り切っていくことができるでしょうか？

もしあなたが妊娠を願うのであれば、妊娠へアプローチしていけるダイエットを目指していただきたいと思います。

ＢＭＩ（ボディ・マス・インデックス）というのをご存じでしょうか？

体重（kg）÷身長（m）÷身長（m）で計算される値です。

そして、このＢＭＩという値が、男女ともに22が理想とされます。なぜなら、統計的にＢＭＩ値22の人が、もっともいろいろな病気にかかりにくいことがわかっているからです。

だれもが美しいスタイルだと感じる、あるアスリートのプロフィールを確認すると、体重が46kgで身長が１６２㎝とありました。ＢＭＩで計算すると、46÷１・62÷１・62で、ＢＭＩは17・５になります。アスリートとしては理想的なのだと思いますが、妊娠を考える場合は少し痩せているという評価になります。

女性はだれもが美しくありたいと願うものなのでしょうが、美しいとされる理想的な体型というものは、時代とともに変化します。

たとえば、ルネサンス期のヨーロッパの絵画を思い出してください。母親の象徴として描かれる聖母マリアは、ほとんどの人が少しふくよかだと感じるのではないでしょうか？　レオナルド・ダ・ヴィンチの「モナ・リザ」も、やはり痩せているようには見えません。あの時代はあの体型が、もっとも美しいと考えられていたのでしょう。

外見の美しさを求めるのは、流行を追いかけているようなものだと割切って、妊娠に適した体重を考えてほしいと思います。

この体重の管理に関しても、基礎体温表がとても有効です。体重を基礎体温表に記載することによって、体重管理もできてしまいます。それにより、基礎体温表を付けるというモチベーションもアップするでしょう。

あなたが妊娠を考えるのであれば、基礎体温表を自己管理のツールとして有効活用し、もっとも病気になりにくい、ＢＭＩが22になるようなダイエットを心がけてはいかがでしょうか。

ダイエットではコレステロールを気にする方もいると思いますが、最近では少し認識が変わってきています。コレステロールといえば、長い間、動脈硬化との関係で問題視され、不遇をかこってきました。

しかし、１９８０年代に入ると、コレステロールには善玉と悪玉があると指摘されるようになり、総コレステロールが少し高めのほうが長生きするというデータも出てきています。

コレステロールは、なんといっても生物にはなくてはならないものです。男性ホルモンも女性ホルモンもコレステロールから合成されるわけですし、生物の身体を構成する細胞の細胞膜は、コレステロールが主要な成分です。「妊活」に関していえば、コレステロールが高めの女性のほうが、ＡＭＨ[*]（抗ミューラー管ホルモン）の値も高いといったデータもあります。コレステロール復権の時代なのかもしれません。

＊抗ミューラー管ホルモン——卵胞から分泌されるホルモンで、卵巣に卵子がどのくらい残っているかの目安にもされる

# 43歳から妊活をはじめた女性の言葉

この章の最後に、43歳から「妊活」をはじめ、45歳で妊娠に至り、出産を待つ女性からのメッセージを紹介しながら、こころ、からだに対して、彼女が不安を抱えながらも、どのように気持ちを切り換えているのか、読み取ってみましょう。

放生先生へ

メールをいただき、ありがとうございます。
いつも気にかけていただいているとのこと、とてもうれしく心強いです。
いまは妊娠22週です。双子の妊娠であるためかなりお腹も大きくなってきました。

胃の調子が悪い状態が続いていて、一日一、二食の日が多く、栄養が取れないのが心配です。吐き気を抑えたり、消化機能を改善する薬や、腸の調子を整えたり、胃酸を中和して便通をよくする便秘薬を服用しています。

胎児は元気に育っているようで、先日受けた胎児超音波スクリーニング検査では、胎児計測、胎児構造とも、標準で正常範囲内との結果でした。また、子宮頸管《けいかん》の長さも長く、いまのところ早産の兆候はありません。

年齢的に心配なのが、高血圧と糖尿病です。いまのところ血圧は高くありませんが、今後はわかりません。

いまは区の両親学級や病院のマタニティクラスに参加して、妊娠中に気をつけること、出産について勉強中です。年齢的なことや双子であることもあり、安心はできませんし、心配は尽きません。今後を考えると不安も大きいのですが、これも妊娠できたからこその貴重な経験（最初で最後）

なのだと思うと、幸せです。
妊娠できなくても仕方のない年齢でしたので、年末を妊婦として過ごすことができるとは思いもよりませんでした。妊娠してから、夫や両親との会話も広がりました。順調にいけば、４月上旬の計画帝王切開分娩《ぶんべん》になる予定です。それまでに何が起こるかわかりませんが、夫や高齢の両親の助けを得て、担当医のもと無理せず体調に気をつけて過ごしたいと思います。

高齢での「妊活」、そして高齢出産は、最後までどうなるのかわからないという不安のなかで過ごすことになります。
わたしは彼女に、これまでどのような過ごし方をしてきたのか、メールで尋ねてみました。

メンタルを支えた工夫、こころのもち方など、「妊活」中のみなさんの役に立つことがあれば教えてほしいとの件、考えてみました。妊活中のみなさんの役に立つかどうかはわかりませんが、妊活を振り返っていま思うことを書きたいと思います。

同じく「妊活」中の1歳違いの友達と時々会って話せたのはよかったと思います。その友達以外には、両親にも内緒で「妊活」を進めていました。わたしの場合、何も知識のないまま43歳頃から「妊活」をはじめました。病院では、何もわからないままホルモン注射や薬の処方が行なわれるので、不安になりました。自分のからだに取り返しのつかない影響が出たら困ると思い、ネットで調べたり、本を30冊くらいは読んだりしました。

食生活については、からだによいとされる食べ物をどんどん取り入れていきました。

妊娠の成立には女性と男性の両方の条件がそろわないと難しいと知ったので、年齢の限界を感じ、気持ちが塞《ふさ》ぎながらも淡々とタイミング法を継続しました。

夫が精索静脈瘤《せいさくじょうみゃくりゅう》の手術を受けてその結果が5か月後に改善されたことと、わたしの卵胞刺激ホルモンの数値が実年齢よりよく、妊娠を期待してもよいと医師に言われたことがタイミング法からステップアップする決心につながりました。そして、数値が悪くなったら「妊活」を終わりにしようと考えていました。

彼女の場合、ほとんど知識のないまま「妊活」をはじめています。その後、その知識のなさを埋めるように、本や検査をとおして、モチベーションを高め、できることに一つ一つ取り組んでいきました。

「知行合一《ちこうごういつ》」という言葉がありますが、知ったら行動することも大事なのだと思います。しかし、ここで注意したいのは、間違った知識を得て行動するわけにはいきませんから、その情報が確かなのか、裏を取る知識も必要でしょう。

出産を控えた彼女は次のようにメールを締めくくってくれました。

最後に、わたしにとって「妊活」のゴールは妊娠ではなく、無事に健康な子を出産し母体が回復して、子どもが成長していくのを確認できたときだと考えています。そこまでいったときに、こころから妊娠できてよかったと安心できそうです。いまは経過が順調とはいえ、ハイリスク妊婦であり、まだまだ不安定な時期でもあります。

最後の最後まで、不安は尽きません。それでも、いまできることを懸命に考えて、彼女は出産に備えています。彼女の願いが叶うことをこころより祈りたいと思います。

二人目不妊に悩む方へのエール！

# ライフプランをよく考えて

## 大切なことは何ですか？

いまから10年以上前のことでしょうか。

42歳の女性が、「二人目不妊」の相談に見えたことがありました。

彼女は30代半ばで1人目のお子さんを出産し、それからしばらくして2人目を希望しました。しかし、なかなか授からないため不妊治療を受けることになりました。

数年が経ち、それでも妊娠が叶わず「不妊ルーム」を訪問されたのです。

わたしは彼女の年齢、検査所見、そしてこれまでの経過などから「妊娠は難しいでしょう」と、率直な意見を述べました。

彼女は肩を落としながらも、真情を吐露してくれました。

「じつは、わたしは一人っ子なんです。でも、両親以外に祖父母、そしてまわりには親戚も多くいるなかで育ちましたので、そんなに寂しい思いをすることはありませんでした。

しかし、わたしの子どもが大きくなったときを思うと、周囲にだれも血縁のある人がいないのではないかと思いまして。そうであるならせめて、きょうだいを残してあげたい。そう思ったのです」

## 二人目不妊に悩む方へのエール！

人間関係が希薄というか、コミュニティの力が弱くなっているいまの時代に、家族の絆を広げたいという彼女の思いは、痛いほどよくわかりました。

彼女との出会いがきっかけになったのか、それ以来「不妊ルーム」で1人目を妊娠された方が、数年経って2人目を希望して再度訪れるというケースが増えていきました。次第に、「二人目不妊」がわたしにとって大きなテーマとなっていきました。

「不妊ルーム」にメールをくれた35歳の方からのメッセージを紹介します。

わたしも、2人目がなかなかできず、先生にお世話になりました。

わたしの「二人目不妊」の原因は、もともと不妊症であること（多のう胞性卵巣です)、もう一つは、まわりから「そろそろ二人目は?」とか「2歳違いがちょうどいいのよ」と言われて、プレッシャーになっていたことでした。

でも、友達に言われたんです。(友達は2児の母ですが一度お腹のお子さんをお空に返していることもあり、上の子と下の子の年の差が4歳です)

「きょうだいの年の差なんて関係ないんだよ。年子でも6歳、8歳と離れていても、いくつ離れていても結局、たいへんなことはたくさんあるしね。ケンカもするけど、うちなんか4歳離れている分、面倒見てくれて助かるときもあるのよ」

この言葉でわたしは気が楽になりました。年が離れていてもいいんだ。離れているからこそ、よいこともあるんだと思えたんです。

「二人目不妊」のお母さんなかには、育児と家事と仕事をしている方

## 二人目不妊に悩む方へのエール！

もいらっしゃるでしょう。そんなたいへんなところに、2人目の不安があるんですから精神的なストレスは、1人目とは違うんですよね。

それで思ったのです。〈お母さんがストレスを感じていたら笑顔がなくなる。笑顔がないお母さんのところに、赤ちゃんは来たいのかな……？〉と。

きょうだいをつくるよりも、いま目の前にいる、やっと出会えた子どもといっしょに笑顔で過ごすことが、大切なのではないかと気づきました。

それからは悩むのもやめて、数か月後に妊娠がわかりました。

無事に出産して、その子もいまでは7歳になります。早いものですね。子育てでも、治療中でも、笑顔って簡単だけどいちばん難しいんですよね。

じつは、2人目の妊娠発覚の前にこんなことがあったんです。

笑顔で過ごそうと思って娘と楽しく過ごし、妊娠のことは考えず何か月かが過ぎたある日、当時2歳だった娘がこう言ったんです。

「ママ、隣の部屋で赤ちゃんが泣いてるよ」

わたしには泣き声は聞こえませんでしたが、娘にこう言いました。

「悲しいのかな？　ママとミーちゃん（娘）のところに来たら寂しくないよ。たくさんギュ～してあげるよ♪って言ってあげようね」

わたしと娘は隣の部屋に移り、赤ちゃんを抱くマネをして、おだやかなひと時を過ごしました。その翌月、2人目がお腹に宿ったんです。

不思議ですね。


不思議な話といえばそうなのですが、このような体験を話してくださる方はたくさんいます。このメールが教えてくれるもっとも大切なところは、いまの不安に生きることなく、いまの幸せをまずは味わっていくということでしょう。

## 二人目不妊の治療はシビアに

二人目不妊のケースの多くは、体外受精を必要としません。

二人目不妊の場合は、セックスの回数不足によることも大きく、排卵日検査薬を使ったタイミング法のみで妊娠するケースは本当に多くあります。

しかし、年齢的な問題や、器質的な問題があった場合、どうしても体外受精を視野に入れなければならないケースがあります。

二人目不妊の場合は、ファミリープランニングではなくライフプランニングです。とくに経済的事情をよく考えてください。

子どもは、小さいうちは手間がかかりますが、お金はそんなにかかりません。しかし、次第に成長して手間がかからなくなってくると、今度は学費などでお金がかかるようになります。体外受精の医療費が、その子の将来にツケとして回ってこないともかぎらないのです。

それでも、どうしても希望するなら、１人目の不妊の方にも増して経済的なプランを厳しく設定することが大事です。もしも赤ちゃんを授からなかった場合、もう一回、もう一回と無計画に治療を引き延ばすことだけは避けてほしいと思います。

体外受精をはじめとする高度生殖医療は、金額が高額なだけ期待も大きくなり、成功しなかった場合の落ち込みも大きくなります。また、肉体的負担も大きいのです。毎月続けられないだけでなく、一年間に可能な回数も限られてしまいます。そして、高齢になればなるほど妊娠率は低下していきます。

## 二人目不妊に悩む方へのエール！

体外受精に取り組む際は、やはり事前に夫婦で「いつまで、いくらまで」を話し合うことは大切です。

また、成功しないほうが当たり前、くらいの気持ちで取り組んだほうがいいように思います。

### 「二人目不妊」にわたしが思うこと

「不妊ルーム」を開設してから、当院で1人目を妊娠できた方が、2人目を希望して来られるケースがポツポツと出はじめ、それが年を追うごとに増えていきました。

最近では、再訪が普通になっています。そして、1人目を2〜3か月で授かったのに、2人目で苦労するという人があとを絶ちません。

なぜ、そうなってしまうのでしょうか？　少し掘り下げて考えてみれば、その答えは容易に出てきます。

じつは2人目で再訪される人は、1人目ができて4～5年経って再度来院されるケースがとても多いのです。

そうすると、当然のことながら、1人目が30代半ばでできたのであれば、2人目を希望する場合は、40歳前後ということになります。つまり、ここで〝卵子のエイジングの壁〟というものにぶつかってしまうのです。

みなさんは、判で押したように「もっと早く来るべきだった」と言います。

しかし、子どもが生まれると、とてもじゃありませんが2人目どころではなくなってしまうのが現状です。子どもがヨチヨチ歩きをはじめ、やがて保育園、幼稚園などに通いだした頃に、やっと2人目を考えられるようになる。それが普通ではないでしょうか。

## 二人目不妊に悩む方へのエール！

さらに「不妊ルーム」での特徴としては、1人目を授かる際に、不妊治療を経験された方は、たいてい「もう二度と不妊治療はごめんです」というようなことを判で押したように言われます。

そして、子どもが言葉を発して自分の意志を親に伝えられるようになると、これもまた判で押したように、「きょうだいが欲しい」と言うようになります。結局、そのようなことが影響して「二人目不妊」を増加させることになっています。

いずれにしても、〝卵子のエイジングの壁〟が厳然としてあるかぎり、自然妊娠で2人目を考えるのであれば、1人目とあまりあいだをあけないことが大切です。

これまでのつらい経験から不安が生まれ、悩みながらも2人目を授かったお母さんもいます。

流産を経験したことによる不安と心配、それと向き合いながら命を授かった、感謝のメッセージが届きました。

放生先生　ご無沙汰しております。

この度、第2子を授かり、明日で11週となります。

本来であれば、すぐに放生先生へご報告すべきでしたが、前回の悲しみからの怖さゆえ、心拍を確認して、さらに次の検診で成長を確認してからにしようと思い、言いたいのをグッと堪《た》えてまいりました。

一昨日の妊婦健診で週数相当に成長していることを確認できましたので、ご報告させていただきます。

前回の流産を経て「妊活」を開始してから約2年になること、仕事のあとに子どもを連れて通院することも含め、疲れてしまっていたのが本音でした。

## 二人目不妊に悩む方へのエール！

いつかは授かると信じつつ、しかし、「妊活」と思うと夫婦生活も時にどこか義務的になることもあり、「妊活」をお休みする相談を主人にしたこともありました。

しかし、漢方薬も切れ、クロミフェンも先生からいただきたいし、サプリメントを処方していただこうかなと考えていた矢先、妊娠反応が表われました。

「ここで一度妊活を忘れてみよう。薬はもういいよ（先生、ごめんなさい！）」と自分に言い聞かせてみたら、とても気持ちが楽になり、いまなら幸せになれるよ～と、コウノトリさんが赤ちゃんを運んできてくれたのだと思います。

前のめりになっていないつもりでも、毎日の検温と内服、そして排卵日検査薬の使用で否応《いやおう》なく意識してしまうのは事実でした。

やはり、意識を向け過ぎないことが重要なのだとあらためて感じました。

いまの幸せがあるのは先生のおかげでございます。

無事に身二つになるまで、大事にしていきたいと思います。

妊娠に至ったとしても、無事に生まれてくるまでは、不安になったり心配になったり、こころが安定することなんてないのかもしれません。

何度もお伝えしてきましたが、命を授かることは奇跡的なことです。

それだけに、授かった命に対してこころからの感謝と感動が生まれるのだと思います。

# 第3章

# 知ることで心身を「しっかり」整える

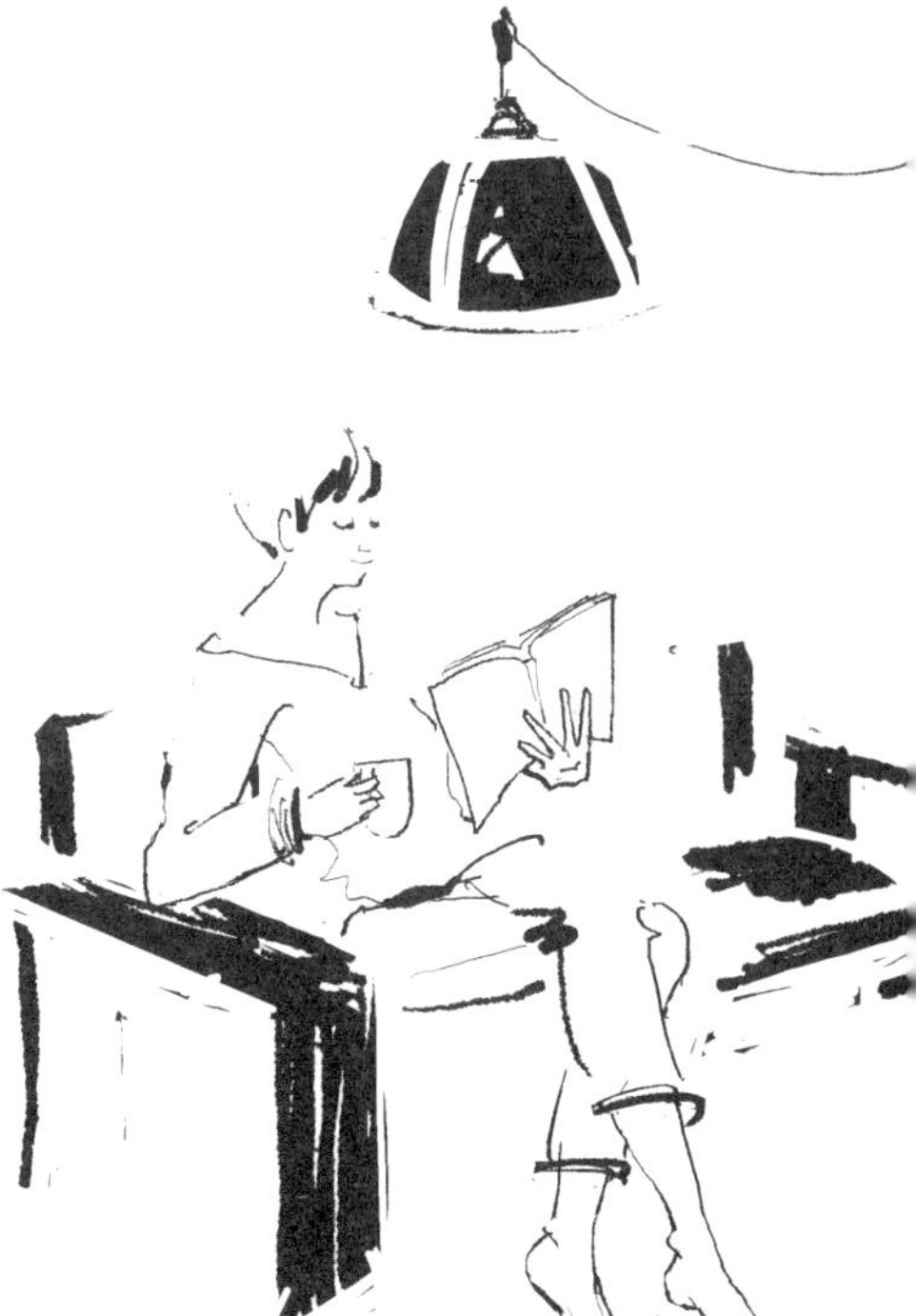

ここまでは、「こころ」について、「からだ」について、みなさんといっしょに考えてきました。

ここからは、「こころ」と「からだ」を整える大切さを理解したうえで、実際に知っておきたいこと、実践するためのノウハウを、【エピソード】【妊活・家庭編】【不妊治療編】【体外受精編】とに分けてお伝えしていきます。

「こころ」「からだ」「知識（技）」の順番で紹介しているのは、焦りや準備不足があるまま、ハウツーに走っていただきたくないからです。

あくまでも、カメのようにのんびり、ゆったり、しっかりと歩んでいきましょう。

登山をするときに、南ルート、北ルートなどいろいろなアプローチの仕方がありますね。北側からアタックすると、とてつもなく険しい登山になったりするのに、反対側に回って南ルートをたどったら、ワンダーフォーゲル感覚で気軽に頂上までたどり着いてしまうことがあります。

たとえば不妊症によく見られる女性の病気に、多《た》嚢《のう》胞《ほう》性《せい》卵巣症候群があります。排卵障害の病気ですが、不妊治療では注射（ｈＣＧ）により排卵をうながすのが一般的です。しかしこの方法は、お腹が張り、腹水がたまるといった、卵巣過剰刺激症候群につながる恐れがあります。

「不妊ルーム」では、この多嚢胞性卵巣症候群に対しては、温経湯《ウンケイトウ》という排卵をうながす漢方薬を用いて妊娠に導けることがしばしばあります。それでも排卵しない場合に、排卵誘発剤のクロミフェンを併用することが多いです。

こうしたマイルドな治療なら、卵巣過剰刺激症候群が起こることはまずありませんし、女性のからだに優しい治療といえるのではないでしょうか。その方の症状に合わせて、漢方薬や経口の排卵誘発剤を併用し、状況に応じた治療法を探します。

妊娠に至るルートは一つではありません。どんなルートがあるのか、これからいっしょに考えていきましょう。

【Episode 3】
＊わたしが出会った、印象に残るエピソードを紹介します。

## 見つけられた幸せな時間

川上秋子さん（仮名・当時36歳）

東北地方の地元クリニックで不妊治療を経験したあと、わざわざ新幹線で「不妊ルーム」に通いはじめたのが川上さんでした。「妊活」最初の１年半は、基礎体温表や排卵検査薬を使ってタイミング法を試み、その後、地元の不妊治療専門のクリニックで６回の人工授精にチャレンジしたそうです。

地元のクリニックでは、詳しい説明もなく、こころの準備も整わないまま、次々とステップアップが提案され、川上さんは、担当医に対して不信感を抱くようになってしまいました。そんな時、インターネットで「不妊ルーム」を知って訪ねてきてくれました。

ご夫婦の職業は、ご主人が自営業で、川上さんは会社員。夫婦共働きです。フルタイム勤務の会社員であった川上さんにはたいへんな苦労がありました。

治療のことを勤め先には話していなかったため、有休を取ると嫌みを言われたり、詮索されたりすることがよくあったそうです。

とにかく川上さんにとってのストレスは、痛みをともなう不妊治療なんかより、こういった勤め先での煩《わずら》わしさに対応することだったと言います。

「理解のない職場だと思いました。フルタイム勤務をしながら不妊治療に取り組むのは、簡単なことではありません」

東北地方から東京まで通うというのは、費用の面でも、体力、気力の面でもたいへんなはずです。それを彼女はどのようにして克服してきたのでしょうか。

川上さんはこう言います。

「クリニックでの不妊治療をはじめるにあたって、『どちらに不妊の原因があっても離婚はしない』という話し合いを夫婦で何度もしました。夫が子どもを欲しがっていることは交際当初から知っていましたから、わたしに不妊の原因があった場合、離婚を望まれるのではないかと不安で仕方がなかったのです。

子どもができないことに悩んでいても、なかなか踏み込んだ話をできずにいたのですが、勇気を出して夫に相談しました。それがよかったのだと思います」

たとえ子どもができなくても、川上さん夫婦は仲よく楽しくいっしょに暮らしていこうという結論になったそうです。

たとえ子どもを授からなくとも、互いを人生の伴侶として必要としていることに変わりはないという本心を確認し合えたことが、川上さんにはとてもうれしいことでした。「不妊」と向き合うことがなければ、お互いが人生でどれほど大切な存在なのかわからなかったかもしれません。夫婦の絆だって、強くはならなかったかもしれません。

そんな川上さん夫婦だからこそ、不妊の原因がなかなかわからなくても、通院していたクリニックからきちんとした説明もないまま次々とステップアップを提案され不安になっても、なんとか乗り越えていくことができたのでしょう。

ことにご主人は、クリニックに通うことを嫌がる男性が多いなかで、楽しむように努めてくれたといいます。

「採精する時などは『今日はどの部屋かな？』『前回と違う部屋

だといいんだけど』と、嫌がらずに通院してくれたことがありがたかったです。

夫は合理的で、貴重な労力と体力、気力、費用、そして時間を投じる以上、遠回りはせず最短距離を考えてくれる人でした。そのため、クリニックに行くことも、検査や採精も、新幹線で通院することも、まったく嫌がりませんでした。治療やクリニックに関する情報収集については、むしろ夫のほうが積極的なくらいでした。

わたしが通院で感じた不安や苦痛も、じっくり話を聞いてくれて、励ましてくれました」

通院による負担、身体への負担は、男性よりも女性のほうが何倍もかかります。夫の理解と支えは必要不可欠です。

川上さん夫婦は、治療に関して期限や回数を決めて取り組むことにしました。そして、人工授精は6回、体外受精は3回もしくは1年間を目安にがんばってみる、という大まかな方針を立てました。

そのため、人工授精が5回目を迎えるあたりから、体外受精に向けた準備をはじめ、6回目が残念な結果になると、すぐに体外受精へのステップアップを決断しました。

体外受精は、努力や費やしたコストに対して必ず結びつくものではありません。そんななかで、少しでも確率を上げるために、川上さんは食事や運動、睡眠といった基本的な生活習慣の改善を図りました。

そして、「自分たちの年齢とからだの状態」に合っているクリニック選びをするために、「不妊ルーム」に通い、客観的な意見と判断を参考にしながらの「妊活」を選んだのです。

「東京まで通うなんて、たいへんではなかったですか?」

そんなわたしの質問に、川上さんは笑顔でこう言いました。

「不妊ルームや体外受精の医療機関には新幹線で通いましたが、夫もわたしも、まったく苦にはなりませんでした。苦になるどころか、楽しかったんです」

川上さん夫婦にとって、通院はデート。東京への小旅行。新幹線の中でどんなお弁当を食べるのかというささやかな時間も含めて、幸せだったといいます。

あらかじめ調べておいたグルメ情報をもとに食べ歩きをしたり、地元にないお店でショッピングを楽しんだり、宝塚の観劇も楽しんだそうです。

「妊活」が実を結んだとき、デートの数が減ってしまうことに少し残念な気持ちになったという川上さんに、本書を出版するにあたり、これまでのことを振り返ってもらいました。

「結婚当初は、まさか自分たちが不妊治療を行ない、体外受精にまで踏み切るとは思っていませんでした。『体外受精は人為的だ』と批判する声もあり、わたし自身、そういった意見を気にしたこともありました。でも、そもそも男女の営み自体が人為的なものである、という意見を聞いて気持ちが楽になりました。

夫婦で不妊治療に取り組んでみて、一つ一つのプロセスで互いに本音で語り合うという機会をもつことができて、本当によかったと思います。

不妊治療に取り組むなかで、互いを深く理解し合えたことは、今後の生活にも、プラスになると感じています。

そして、副産物として、仕事に向上心をもてるようになりました。多くの先生方とスタッフのみなさんの仕事に対する姿勢にふれ、わたしは深く感動しました。

放生先生を含め、高い志をもって働く方々に接することができたことは、わたしにとって得難い経験となりました」

わたしも多くの方から学び、それが向上心へとつながり、「不妊ルーム」を20年続けることができました。

悩み、不安を感じている人がいる以上、「妊活力」を高めるために、わたしもまだまだ学び続けていかなければなりませんし、そうあり続けたいと願っています。

## 【妊活・家庭編】

### もっとも妊娠しやすい「GOLDEN　5DAYS」

女性は、生理の開始から2週間前後で排卵するわけですが、なるべくならより正確に排卵のタイミングを知りたいものです。そのためのツールが、婦人体温計と基礎体温表です。

前章でも述べましたが、基礎体温とは起床する前の体温のことです。基礎体温は2週間の低温期と、2週間の高温期とに分かれます。その分かれ目に、排卵が起こるのです。ですから、基礎体温を付けてグラフにしていくと、ある程度排卵日を予測できるようになります。

長い間、低温期の最後に、さらに一段体温が下がる日があり（最低体温日）、この日が排卵日だと考えられてきました。卵巣の中で育った卵胞が破れて排卵すると卵胞は黄体というものに変化し、ここから分泌される黄体ホルモンによって体温が上昇します。ですから、この体温がいちばん下がった日を排卵日とすることは、理にかなっていたのです。

ところが、経膣超音波法の登場によって、卵胞の大きさまで測定できるようになると、排卵の時期を数時間単位で予測できるようになりました。そして、実際に排卵が起こった時期を調べてみると、必ずしも最低体温日に排卵するわけではなく、むしろ、その翌日のほうが頻度が高いとわかってきました。排卵されるおおよその頻度を示します。

・最低体温日前日　５％
・最低体温日　22％
・最低体温日翌日（低温相最終日）　40％
・最低体温日翌々日（高温相初日）　25％

「最低体温日＝排卵日」と考える人も多くいます。まずはこのデータを認識することが重要です。

そして、最低体温日の前日からの5日間が、もっとも妊娠がしやすい「GOLDEN　5DAYS」です。

この期間のセックスの頻度を増やすと、自然妊娠の可能性は高まります。

排卵日の確率

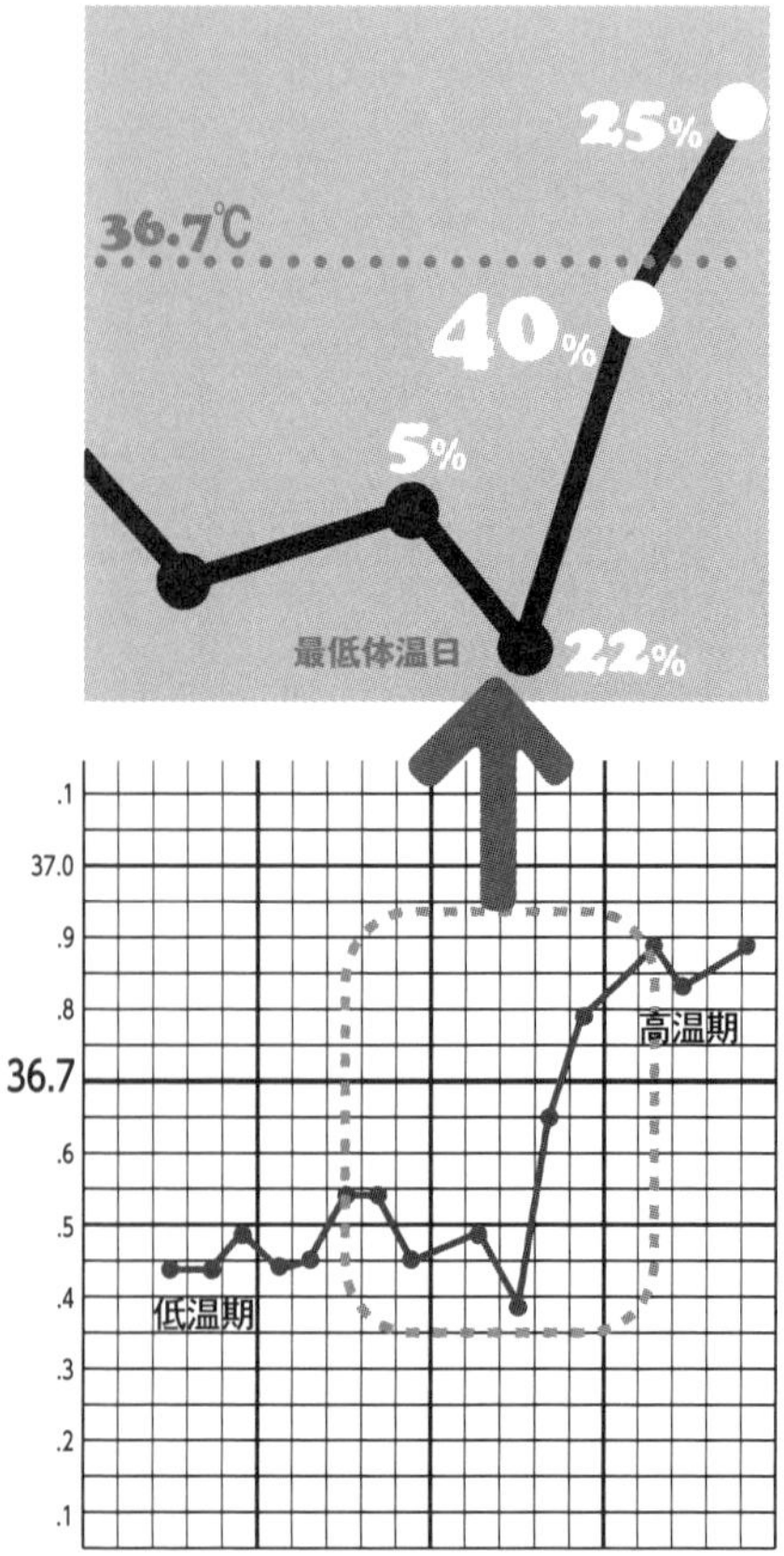

## 「3つの法則」

不妊治療の現場では、最初はタイミング法を試みます。

生理開始から2週間前後で女性は排卵しますが、その排卵する卵というのは、卵胞という袋に入っていて、卵そのものは、直径が0.1㎜、目に見えないくらいの大きさ。それが入っている卵胞という袋は、排卵が近づくにつれて、日々大きくなっていくのです。卵胞の直径が平均22㎜で排卵するといわれています。

ですから、経膣超音波で袋の大きさを測れば、いつ排卵するかということが、医療側はだいたい把握できるわけです。それを患者さん側に「今晩じゃないですか」とか、「明後日ぐらいですよ」とメッセージをする。それに合わせて夫婦生活をもってもらうというのが、タイミング法という、世界中で行なわれている方法です。

ところが、このタイミング法は卵胞というものをチェックするわけですから、医療機関、お医者さん以外はできません。

しかし、基礎体温表を付け、次で述べる排卵日を予測するための「排卵日検査薬」を使うことは、家庭でもできます。ここに、大きな違いがあるわけです。

ですから、まずは自分たちでやれることをやってみましょう。

1 基礎体温表を付ける

2 排卵日検査薬を併用する

3 夫婦生活を増やす

これが〝妊娠を呼ぶ「３つの法則」〟です。妊娠をはばむ大きな問題がなければ、子どもを望む夫婦の半数近くは、この方法で妊娠できるのではないかと、わたしは考えています。

基礎体温表と排卵日検査薬を併用しても、妊娠しないという人はたくさんいます。

その理由は、この２つを有機的に結びつけられていないからではないでしょうか。

## 排卵日検査薬とは？

排卵日をより正確に予測するツールが、排卵日検査薬です。この排卵日検査薬とはいったいどのようなものなのでしょうか？

女性は生理開始日から２週間前後で排卵という現象が起きるわけですが、

それに先だって、視床下部《ししょうかぶ》—脳下垂体《のうかすいたい》というネットワークで、ＬＨ（黄体形成ホルモン）が大量に分泌されます。

ＬＨは、排卵命令ホルモンです。このホルモンは排卵の少し前に急上昇します。そしてその勢いで、このホルモンが尿中にまであふれ出してくるわけです。排卵日検査薬はその尿中に出てきた、ＬＨに反応するという試薬です。

ですから、この排卵日検査薬を基礎体温表と併用してみることで、排卵を、より立体的にとらえることが可能になります。

このＬＨのピークから16～24時間後に排卵することが多いので、陽性から陰性になったあたりに排卵する可能性が高いということをきちんと頭の中に入れておきましょう。

## タイミング法VS.基礎体温表＋排卵日検査薬

医療機関で行なう卵胞チェックによるタイミング法と、カップルが自宅で行なえる「基礎体温表＋排卵日検査薬」と、どちらがより有効でしょうか？

現在、不妊治療の現場ではタイミング指導がおざなりになっている傾向にあり、排卵後のチェックは行なわれていないところがほとんどです。

そして、何よりも卵胞チェックを行なう場合には、実際に医療機関に出向き、内診を受けなければなりません。これは女性にとって大きなストレスになります。

医師が指導した日に必ず排卵するとは限りません。さらに、そのタイミングだけしか考えられなくなる、「ピンポイント・セックス」に陥りやすいので注意が必要です。

「基礎体温表＋排卵日検査薬」を、わたしは「ハイブリッド法」と呼ぶことにしています。このハイブリッド法の優れている点は、医療機関に出向く必要がないということです。

ですから内診台フリーです。そして、基礎体温は、自分の記録を自分で記入していくわけですから、このやり方を何周期か続けると、からだのリズムがわかってきます。

ハイブリッド法を行なっていく際に大切なことは、基礎体温と排卵日検査薬の結果を同調させて、目にわかるように記録していくことです。

タイミング法とハイブリッド法の心理的なストレスの差は比較にならないと思います。

わたしは少しでもストレスがかからないことが重要だと考えています。ハイブリッド法をしばらく試してみて、それでも妊娠に至らないのであれば、医療機関のドアをノックするのも一法です。

そして、もう一つ付け加えたいのが、意外と盲点になっている、セックスの回数を増やすということです。基礎体温表と排卵日検査薬を併用することで、あまりにも「排卵」ということに神経が集中し過ぎてしまい、その結果、もっとも大切なセックスの質が忘れ去られてしまうことも少なくないのです。

## 情報に踊らされない

インターネットを利用する時間と不妊度は、正比例の関係にある……。これはあながち冗談ではありません。「不妊ルーム」での相談の経験から、そう感じることが少なくありません。人間というのは、のめり込みやすい動物なのです。不妊治療にのめり込んでしまった人というのは、とにかく知識は豊富です。

わたしが参ってしまうような専門用語を書き連ねたメールが舞い込むこともあります。

しかし、インターネットで得た知識は、偏りがあったり、ほかの大切なことを見落としていたりします。

これはネット上の情報は表層的なものが多いことと関係しています。また、ネガティブな症例に自分を重ね合わせ、落ち込んでしまう人も多いのです。そのようにして、気づかぬうちにますます自分自身にストレスを与え、こころを不安に追い込んでしまいます。

なぜ、こんな深みにハマってしまうのでしょうか？

「子どもができないのはなぜだろう」というごく素朴な疑問をもって、「なぜかな？」の答えを求めてインターネットに近づくのは、極めて自然ななりゆきです。

しかし、そこまでならよいのですが、実際には答えがなかなか見つからないゆえに、終わりがないのです。不妊の理由は人それぞれなのですから、それが当たり前の話なのですが……。そんな簡単に答えが見つかるのなら、こんなに不妊で悩んでいる人が多いわけがありません。

みなさんが追い込まれるのには、不十分な説明と、早いテンポで進む不妊治療に戸惑いを感じさせ、余計に不安を増幅させてしまう医師側にも責任があると思います。

インターネットはキーワード検索をすれば、何万ものサイトがヒットする情報の海です。その情報がどれだけ正確であるか、あなたに判断できますか？　あまりにも深入りすると、抜け出すのも難しくなってしまいます。

メディアというのは、ビジネスの側面がありますから、売り上げ、視聴率を重視します。テレビ、新聞、雑誌は、新しい話題を提供しないと視聴者なり、読者なりをひきつけることができません。

そのため、たとえば「不妊に新しい治療法！」などという情報が流れると、ワッとそちらになびいて、いっせいに報道されるということがあります。もちろん、よく取材された良質な情報もありますが、それは内容をきちんと読んだ人にしかわからないことで、やはり見出しには、誇張や、無責任に期待を煽る言葉が並んでいたりします。

不妊治療にどっぷりと浸かっている人ほど、そうした報道に飛びついてしまいます。世の中のあらゆる情報に対して、自制心をもって能動的に情報を読む習慣を身につけないと、不要な治療を受け、ムダな出費と、時間と、希望を奪われるということにもなりかねません。注意しましょう。

## 【不妊治療編】

### 不妊治療を考えたほうがよいケース

世の中はどんどん便利になってきています。

スイッチ一つで、生活空間が快適になる。インターネットを利用して、欲しいものが24時間手に入る。銀行に行かなくてもお金が動かせるし、家事も便利な機器に頼ればこれまでより自由な時間を増やすことができる。

それはたいへんよいことだと思います。しかし、その利便性の延長線上に、不妊治療までもがいっしょに並んでしまっているような気がしてなりません。

「結婚をしたけれど子どもができない。じゃあ、不妊治療でもしてみようか」

そんな軽い気持ちでクリニックのドアをノックする人が増えるのではないかと、心配になってきます。

「あの人もやっているから」というような理由で、あまり深く考えずに不妊治療の道を選んだ結果、つらい検査を受けて傷ついてしまったり、自然妊娠が十分可能な人が、体外受精を受けることになってしまったりしたら、残念なことです。

子どもができにくいと思っても、すぐに排卵誘発剤や人工授精を考えるのではなく、もっとじっくりと落ち着いて、夫婦でできることをやってみましょう。

妊娠が難しいと判断する場合、次のポイントで考えてください。当てはまるようであれば、不妊外来の受診をお勧めします。

### 1　あきらかな不妊の原因を指摘されている場合

症状にもよりますが、医師の指導のもと、不妊の原因を取り除く治療を受けることが妊娠への近道になります。

### 2　女性が40歳以上の場合

35歳を過ぎると、妊娠する能力が少しずつ低下していきます。

受胎可能な期間が短いことを考慮すると、治療と並行して自宅でできるタイミング法を行なうことが賢明です。

### 3　子どもが欲しいと努力して1年以上になる

〈自分たちはできるだけのことはした〉という気持ちがあるなら、不妊治療には前向きに取り組めることが多いので、治療にトライするのもよいでしょう。

## 4　男性がED（勃起不全）の場合

セックスカウンセラーにかかるか、泌尿器科の医師に相談します。

医師にかかる場合は、事前に情報を集め、**自宅の近所だからとか、職場の近くだからといった安易な病院選びはせず、自分たちにふさわしい医療機関や医師に相談する**ようにしてください。

そのためのアドバイスを、ここからしていきたいと思います。

## 不妊治療にエントリーする前に

「自宅でできる妊活」を試みても妊娠に至らない場合、不妊治療を考えることになると思いますが、ここで注意すべき点があります。

わたしのもとに相談に来られた方で、袋小路にハマってしまっている人の多くが、家や職場の近所だからとコンビニ感覚で婦人科を選んでしまっていることです。

　婦人科の先生全員が不妊治療に詳しいわけでもありませんし、わたしの目から見ても疑問を感じるような治療が行なわれているケースもあります。また、大切な検査である子宮卵管造影の設備がないクリニックも多いのです。精液検査がまったく行なわれていないこともしばしばです。これでは不十分と言わざるを得ません。その一方で、ホームページに書いてあることを鵜《う》呑《の》みにしてしまって、長く通院を続けても結果が出ないというケースも多いのです。ホームページでは、真実を語っていないことがよくあります。

　そういった場合、医師に勧められるままに体外受精にまでステップアップして、結果が出ずに、精神的、経済的、肉体的に大きな負担を強いられただけになってしまいます。

それでは、どのような方法で次のステップの妊活にエントリーすればよいのでしょうか？

わたしは何もいきなり不妊治療専門の医療機関に行く必要はないと思っています。なぜなら、不妊の検査で本当に大切なものは、わたしは３つしかないと思っているのです。男性に１つ、女性に２つです。

**１　男性の精液検査。それ以外男性は行なうことが基本的にありませんし、この検査で異常がなければ、男性は問題なしということになります。**

**２　女性は、採血によるホルモンチェック。採血のチェックポイントは、基礎体温表に併わせて、「いつでも行なえる採血」「高温期半ばの採血」「生理中の採血」の３つです。この検査で異常がなければ、女性の卵巣は正常に働いていると考えてけっこうです。**

## ３　女性の子宮卵管造影検査。卵管の通過性を正確に確認できる検査はこれしかありません。

この３つの検査を行なえるのであれば、別に不妊治療に特化していなくてもかまわないのです。女性には、総合病院などの婦人科でホルモンチェック、子宮卵管造影検査を受けることをお勧めします。

なぜなら総合病院であれば、放射線技師の方がいます。彼らはレントゲン写真を撮るプロフェッショナルですから、撮影も上手ですし、造影写真をＣＤに移して患者さんに渡してくれるところもあります。転院する場合も、写真とともに転院できます。

子宮卵管造影検査には、検査後妊娠しやすくなるという治療的な側面もありますから、病院選びは本当に大切です。

男性は泌尿器科で検査を受けてもいいでしょう。男性にとって婦人科より泌尿器科のほうが、ハードルが低いと思いますから。

このようにカップルがあくまでイニシアチブをとるという、手綱を握った「妊活」の検査・治療に臨むことはとても大切だと思います。

## もし、「機能性不妊」と言われたら

不妊症の検査をいろいろ行なうと、10〜30%の人に「機能性不妊」という診断名がつけられます。

機能性不妊とは、不妊に関係する明確な異常が見つからない原因不明の不妊症です。卵巣、子宮、卵管などの器官、基礎体温、各種のホルモン、さらに男性因子である精液検査、精子と子宮内環境の相性を調べるヒューナーテスト、そして子宮卵管造影検査などを行なったうえで診断されます。

機能性不妊の人に、腹腔鏡《ふくくうきょう》検査を行なう施設もあります。それは、腹腔鏡の検査をすると、かなりの頻度で子宮内膜症が発見されるからです。卵《らん》管采《かんさい》という、卵管から飛び出してきた卵をキャッチするキャッチャーミットのような部分に異常が見つかることもあります。卵管周囲の癒着なども、腹腔鏡検査によって初めて見つかることもありますし、同時に治療も行なえます。

しかし、腹腔鏡検査は手術に準じた検査であり、入院も必要なため、現在は減少傾向にあります。

もし、あなたが「機能性不妊」と診断されたら、いままでどのような検査が行なわれたか、詳しく医師から聞いておくようにしましょう。

機能性不妊の診断は、医師の診断能力によって左右されます。転院に際しては、重複して同じ検査を受けないためにも、紹介状を書いてもらうようにしましょう。

「不妊ルーム」のこれまでの経験から、基礎体温およびホルモンバランスに異常がなく、子宮卵管造影検査も問題なく、そして精液検査に異常が見られない場合、それ以上の検査を行なっても、何も所見が得られないことが多いのです。

先ほども述べたように、不妊に関する大切な検査は、「精液検査」「各種のホルモン検査」「子宮卵管造影検査」の3つだと考えてください。

## 子宮卵管造影検査のできる病院を選ぶ

不妊の重要な検査の一つ、子宮卵管造影検査についてもう少し詳しく説明します。

子宮卵管造影検査は、子宮の内部の形の異常と、卵管の通過性を調べるものです。卵管と卵巣の癒着も調べることができます。

もし両方の卵管が閉塞していれば、通常の夫婦生活はもちろんのこと、人工授精を行なっても妊娠することはできません。

また、子宮の中に壁ができて、子宮が二分されている双角《そうかく》子宮も、程度によりますが妊娠が困難な場合があります。そういうことを診断するために子宮卵管造影検査は行なわれます。

不妊外来では、子宮卵管造影検査は初期に行なわれることが多いようです。子宮卵管造影検査は、子宮口からカテーテルという細い管を子宮の中に入れて、造影剤を注入し、レントゲン写真を撮ります。

卵管は長さが約10㎝、直径は細いところで約１㎜です。その細いところに造影剤を注入するので、卵管が詰まっていれば造影剤は流れ込んでいかないため、レントゲン写真にその先が写りません。そこで異常が発見されるのです。

そして、子宮卵管造影検査には、もう一つ重要な点があります。それは、治療的側面をもっているということです。

子宮卵管造影検査のあとに妊娠率がアップすることが、よく知られています。また、卵管が完全に閉塞しているのではなく、通りが悪い程度であれば、造影剤によって卵管の通りがよくなり、軽い癒着であれば、はがれてしまうともいわれています。それゆえ、子宮卵管造影検査のあとの6か月は妊娠しやすいのです。

もしあなたが不妊治療を受けるのであれば、ドアをノックする婦人科で、子宮卵管造影検査が行なえるかどうか必ず確認してください。なぜなら、この検査の設備がない医療機関がとても多いのです。

## Yの字思考で考える

「不妊ルーム」を開設してしばらくのあいだ、35歳の「壁」で苦戦をしていた時期がありました。それから、わたしも経験を積んでいき、漢方薬を積極的に利用したこと、甲状腺ホルモンのコントロールや、微量ミネラルのチェックを綿密に行なったことで、35歳以上からの妊娠率も順調に伸びていきました。

現在の「不妊ルーム」では、女性の35歳は、「壁」という状況ではまったくありません。しかし、それでもこの年齢を「曲がり角」と考えています。

自然妊娠でいくべきか、あるいは人工授精や体外受精を視野に入れるべきか……。それを判断する「曲がり角」です。

こうした妊娠へのアプローチ法に関しては、女性の年齢が高くなるほど、わたしは「Ｙの字思考」が大切になってくると考えています。

「Ｙの字思考」とは、妊娠へのアプローチにＡとＢの二つのルートがあった場合、ＡとＢのどちらのルートを進むかを状況・年齢に応じて速やかに決定していく考え方です。

不妊治療で医療機関を訪れた場合、一般的にはステップアップするかたちで進んでいきます。

まず半年から１年間タイミング法を行ない、それでも妊娠しなければ、人工授精へとステップアップし、人工授精を通常５〜６回行ないます。それでも妊娠しなければ、体外受精などの高度生殖医療へとステップアップする。それが一般的なルートです。

しかし、女性の年齢が高い場合において、たとえば人工授精に多くの時間を費やしてしまうと、体外受精にエントリーしても妊娠しにくくなってしまいます。それは女性の年齢が高くなればなるほど、体外受精の妊娠率が低下するという事実があるからです。そのために年齢によっては、体外受精に最初からジャンプアップすることを提案する場合もあります。

たとえば、あなたが40歳で不妊治療を積極的に受け入れるのであれば、体外受精などの高度生殖医療へあまり間を長くおかないことを指します。

すなわち、タイミング法がうまくいかなかったカップルに、人工授精をスルーさせて、体外受精にエントリーする。あるいは、不妊治療というものを体外受精からスタートする。こういったやり方、考え方が、女性の年齢が38〜40歳あたりになると必要であると、わたしは考えています。

## 医療機関との付き合い方はラーメン屋さんと同じ

「転院を考えているのですが、いまの先生にどう伝えたらいいでしょうか？」

このような質問を、わたしはメール相談や、「不妊ルーム」に来られた方から、どれほど受けたかわかりません。

わたしがお答えするのは、いつも同じ答えです。

「もし、あなたがラーメン屋さんに行って、食べたラーメンが美味しくなかったら、そこの店主に『ここのラーメンは美味しくありませんから、もう来ません』と言うことはないでしょう。単純に、もう行かないだけですよね」

わたしは医療機関に対しても、ラーメン屋さんと同じでいいと思うのです。あなたが通院して、医師やスタッフと相性が合うと思えば、治療を継続すればよいし、そう思わなければ行かなければいいだけのことです。

医療というと、「医師」対「患者」という、ある種の上下関係や義理のようなものを感じてしまうことが多いようです。

多くの人が「この先生にお任せしたのだから」といった受け身の気持ちになってしまいがちです。しかし医療は、メディカル〝サービス〟です。

どこでサービスを受けるのかは、あなた方カップルで決めてなんら問題はないのです。不妊は妊娠を希望しなければ、多くの場合なんの不都合もないわけですから、なおさらです。

## 【体外受精編】

### 体外受精の妊娠率の実際

日本産科婦人科学会の統計から読みとると、体外受精という治療の一回あたりの妊娠率は、年度によって若干上下するものの、22％前後。そして、最終的に赤ちゃんを抱いて帰れる生産率は15％程度です。すなわち、体外受精にエントリーしても、７人に１人しか出産に至っていないというのが厳粛な事実です。

体外受精における妊娠率が、医療機関のホームページにアップされていることがあります。そしてその妊娠率は医療機関によって大きな開きがあります。

その理由は、妊娠の判定そのものが曖昧であること、そして、体外受精で妊娠に至っても、自然妊娠に比べると流産をする確率が高いことにあります。もちろん、医療機関によって実力に差があることも事実です。

年を追うごとに体外受精によって生まれてくる子どもの数は増加していますが、これらは体外受精にエントリーする人が増え続けていることが反映されているのであって、妊娠率そのものは、ここ10年ほぼ横ばいといって間違いありません。

ちなみに平均値が22%ですから、当然それより成績のよい施設、そうでない施設が存在するわけですが、それでも体外受精での妊娠率が40%や50%などということは絶対にあり得ません。

ホームページ上などで多く見かける高い数字に、わたしは首をかしげています。みなさんには、そうした事実もあるのだと知っておいていただきたいと思います。

## 体外受精で気をつけたいこと

ここで少し体外受精などの高度生殖医療の歴史を振り返ってみたいと思います。

わたしは、高度生殖医療という革命的な変化を思うとき、どうしてもフランス革命とフランス料理との関係を連想してしまいます。

１７８９年からのフランス革命によってブルボン王朝が倒れ、共和政へと移行しました。

このことによって困ったことになった人たちに、料理人がいます。

今日、わたしたちがハレの日の料理としてイメージしているフランス料理は、もともと王侯貴族たちをもてなす料理でした。

しかし、フランス革命によって王制が倒れてしまうと、料理人たちは職を失うことになってしまったのです。

そこで彼らはどうしたかというと、料理を供する対象を王侯貴族から一般の人々へと替え、街中に次々とレストランを開いていきました。

そして、こうしたフランス料理は多くの人々にも受け入れられ、国内はもとより、海を越えて世界中へと普及していったのです。

高度生殖医療は、１９８０年代まで、大学病院などを中心とする医療設備や入院を要する「病棟の医療」でした。採卵なども、手術室において行なわれるというのが一般的でした。

しかし、１９９０年代に入ると大学病院などで経験を積んだ医師たちが、少しずつ独立し自らのクリニックを開設していきます。

このことが可能になったのは、１９８０年代後半から経膣超音波法が大きな広がりを見せたからです。これによって体外受精のもっとも外科的なプロセスである採卵という行為が、手術室で行なわれていたものから、外来の処置室（採卵室など）で行なえるものになりました。

経膣採卵というイノベーションが、体外受精を「病棟の医療」から「外来の医療」へとシフトさせたのです。

そして１９９０年代後半からは、高度生殖医療機関の数は増加の一途をたどり、今日、日本産科婦人科学会に登録されている施設の数は６１９を数えます。さらに付け加えたいのは、こうした増加分のほとんどを、いわゆる開業医が占めているという事実です。

日本産科婦人科学会によれば、２０００年代に入って右肩上がりで増加していった体外受精の実施件数が、２０１７年にとうとう減少に転じました。これは「団塊ジュニア世代」が、不妊治療からリタイアをはじめたからです。

今後は体外受精を受けるカップルは減少していくものと思われます。ところが、体外受精を行なうクリニックの数は、月を追うごとに増えています。日本はいまや、世界一の体外受精大国となっています。

ですからこれからは、患者さんの奪い合いが激しくなっていくでしょう。

「妊活リテラシー」が、ますます大切になってきました。

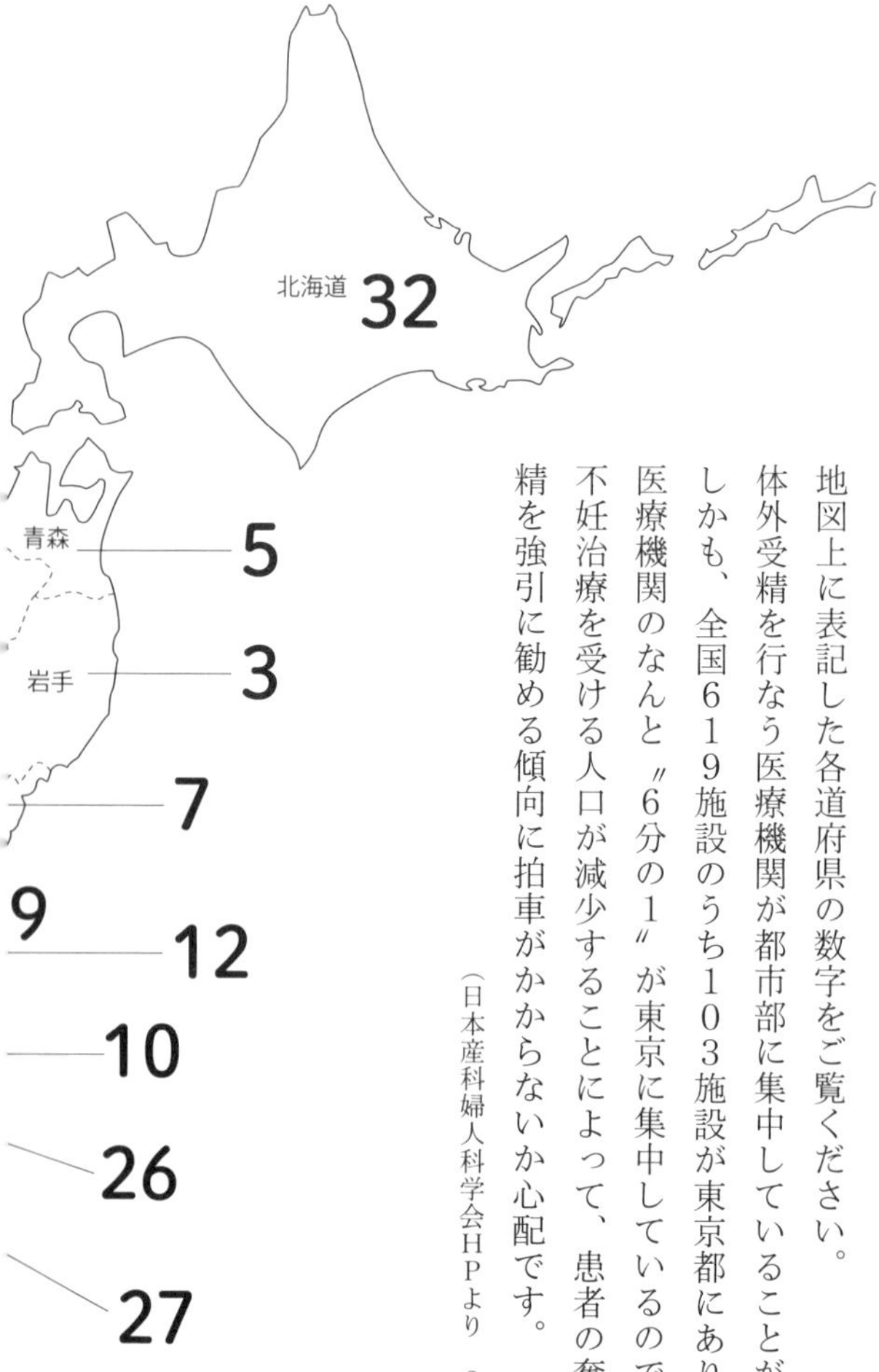


# 都道府県別　体外受精医療機関の数

地図上に表記した各道府県の数字をご覧ください。

体外受精を行なう医療機関が都市部に集中していることがわかります。

しかも、全国６１９施設のうち１０３施設が東京都にあります。体外受精医療機関のなんと〝６分の１〟が東京に集中しているのです。

不妊治療を受ける人口が減少することによって、患者の奪い合いや体外受精を強引に勧める傾向に拍車がかからないか心配です。

（日本産科婦人科学会ＨＰより　２０２０年2月現在）

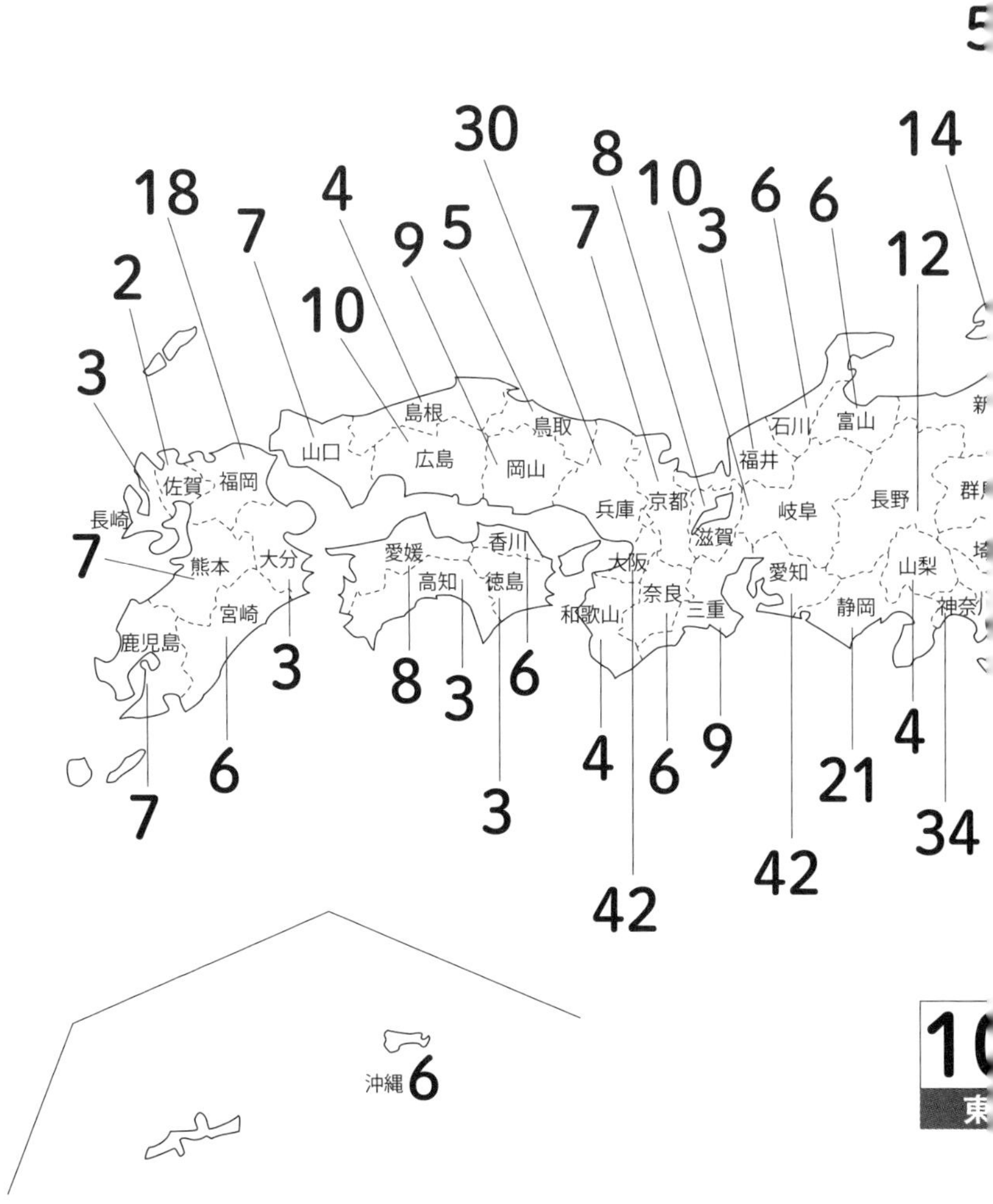
3
2
18
7
4
10
9
5
30
8
7
10
3
6
6
14
12
長崎
佐賀
福岡
7
熊本
大分
宮崎
鹿児島
山口
島根
広島
鳥取
岡山
兵庫
京都
滋賀
福井
石川
富山
岐阜
長野
愛媛
香川
高知
徳島
大阪
和歌山
奈良
三重
愛知
静岡
山梨
3
6
7
8
3
6
3
4
42
6
9
42
21
4
34
沖縄6

## 医療機関を選ぶ判別式

現在、生まれてくる子どもの16人に1人が体外受精によって誕生しているといわれています。わたしは2002年に初めての妊活本『妊娠レッスン』（主婦と生活社）を出しましたが、その中で「現在、生まれてくる子どもの約100人に1人が体外受精児だといわれています。近い将来、小学校のどのクラスにも、1人の体外受精児がいるようになるかもしれません」と書きましたので、それを思うと隔世の感があります。

〝試験管ベイビー〟として登場した体外受精児が、〝当たり前ベイビー〟になっている時代です。しかし、体外受精は安易に考える医療ではないと、ここではお話ししたいのです。

体外受精という医療は〝卵子の救急医療〟なのだという立場で説明して

いきます。

医療というのは、一般に素人の方にはわかりにくいですし、とくに体外受精などは高度生殖医療と呼ばれるわけですから、なおのこと理解が難しいと思います。

そして、いま、体外受精を行なう医療機関は数多くありますから、どのようにクリニックを選択してよいのか、迷うのは当然のことです。

ホームページを見て医療機関を選ぶということが当たり前になっている時代ですが、大きな落とし穴がありますから、くれぐれも注意していただきたいものです。

相談に来られる方には、次のようによく言います。

「レストランのホームページで、ウチの料理は美味しくありません、といった内容を見たことがありますか？　そんなページはありませんね」

ホームページを見ればあたかもそのレストランでは、美味しい料理が食べられるというふうにつくられているはずです。ですから、それと同様にホームページだけで医療機関の実態を知ることはなかなか難しいのです。

そこで、医療機関を選ぶ際に大切にしていただきたい目安が、「採血の検査結果がすぐに出るか」です。

わたしは多くの方々の相談に応じているうちに、真摯《しんし》な姿勢で体外受精を行なう医療機関の判別式の一つを見つけました。

それが**「採血などの結果がその場で（その日のうちに）出るかどうか」**ということです。

体外受精で妊娠された方たちから話を聞いてみると、**〝体外受精を卵巣の救急医療と認識している医療機関〟**で行なうと、妊娠されるケースが多いのです。


〝体外受精を卵巣の救急医療と認識している〟とは、どういうことを言うのでしょうか？　わかりやすく説明するために、急性心筋梗塞《こうそく》を例にとって考えましょう。

心筋梗塞とは心臓の表面にあって心臓に栄養を与えている冠動脈という血管が詰まることによって起こります。

適切な医療措置がなされなければ、死に至ってしまいます。当然救急対応が必要になります。そうした場合、血液データも刻一刻と変わりますから、採血した結果が翌日出ることなどありません。

体外受精も、救急医療という認識をもっている医療機関で行なうべきだと思うのです。なぜなら、卵巣の状態はデリケートに刻一刻と変化するからです。

それを教えてくれるのが、血液データです。卵胞の状態だけを見て、採血などを行なわずに、採卵を行なっている施設も多くあります。とりわけ生理3日目（D3）の血液データは重要で、この日の種々のホルモン値で、その周期に採卵を行なうかどうかが判断されます。このタイミングを逃さないためにはスピードが命です。「D3採血はスピードが重要だ」と頭にインプットしてください。

ですから、体外受精説明会などに出席されたら、質問タイムで、「採血の結果が、その場で、もしくはその日に出ますか?」と質問してみてください。

明確な答えが返ってこない医療機関の場合は、気をつけていただきたいと思います。

## セカンドオピニオンを求めましょう

人工授精は1回あたり2~3万円ですが、体外受精ともなると40~80万円、なかには120万円などという医療機関も存在しています。

ですからわたしは体外受精で相談に来られる方にいつも思うのは、体外受精を行なうその前に相談に来てほしいということなのです。

不妊治療の現場では、AMH(抗ミューラー管ホルモン)の値を理由に体外受精に誘導する流れが当たり前になっています。しかし、そこに大きな落とし穴があります。

「あなたは35歳ですが、ＡＭＨの値は42歳に相当します。すぐに体外受精を行なわないと妊娠できません」と説明する医療機関には注意が必要です。

また、前述したように、体外受精の医療費などがホームページの内容と実際の医療費に乖離《かいり》が生じていることもあります。またＡＭＨの値も日々変化するものです。落とし穴に落ちないためにも、必ずほかの医療機関の医師にセカンドオピニオンを求めてください。

## 金魚すくいと同じと考える

「不妊ルーム」では、体外受精を受けようと決めたカップルには、「自然周期」「低刺激周期」で採卵する医療機関を紹介することが多くなってきました。

そして、そうした医療機関で実際に体外受精を経験された方の話を聞いていると、〝体外受精は金魚すくい〟なのではないか？　そのように思えてきます。

体外受精が普及してからは、ロング法、ショート法での採卵が一般的でした。こうした刺激法では、毎日医療機関に通院して注射をし、両方の卵巣に数多くの卵を育てて、あらかじめ指定した日にいっせいに採卵し、受精した卵のうち、良好な受精卵（胚《はい》）を戻すといったやり方になります。こうした方法は、現在でも主流です。

しかし、体外受精は、医師や胚培養士の技術が高ければ、ロング法、ショート法は必要ないと主張する不妊治療医がいます。

自然周期であれば、薬を使用しないわけですから、まず通院回数がグッと減ります。そして、排卵前に、ねらいをつけた卵にスッと近づいていって、その1個を上手にすくいとってきて、受精させ、そしてそっと子宮の中に受精卵（胚）を戻す。

本当に上手な体外受精、胚移植とは、たったそれだけのことなのです。まさに金魚すくい名人が、ねらった金魚にスッと近づいて、ポイですくい、お椀《わん》の中に金魚を入れることに似ています。一方、投網を使って、数多くの金魚を捕るという刺激法採卵では、網の中の金魚を傷めてしまうでしょう。

現在、不妊治療、とりわけ体外受精にトライしている女性の多くは、仕事をもっていて、「そうたびたびは通院できない」と訴えています。

体外受精の技術の優秀な医療機関ほど、卵巣の中の卵を大切にていねいに取り扱います。最近、自然周期採卵が増えてきているのは、患者さんの側もイニシアチブとリテラシーをもつようになったためではないかと、わたしは思います。

加齢により卵の数が減っているのに、体外受精にエントリーすると、多くの場合、刺激法採卵を選択する施設が圧倒的に多いのです。これはおかしな話だとわたしは思います。

ＡＭＨ（抗ミュラー管ホルモン）の値が低いということは、卵巣の中に残されている卵の数が少ないということを意味しています。それなのに、先ほどの金魚すくいを思い出してほしいのですが、金魚の数が少なくなっているのにもかかわらず大量の金魚をすくうべく、投網でごっそり捕ってしまおうとするのです。金魚はあっという間にいなくなってしまいます。

こうした体外受精をくり返すと、そのうち「あなたの卵巣の中には、もう良好な卵はありません」という説明になってしまいます。刺激法採卵には、十分注意してください。

一方で、自然周期採卵の世界ではイノベーションが起こっていることを説明したいと思います。

自然周期でも多くの卵胞は育つのですが、排卵後には残った卵胞は消失します。

　これまでの自然周期採卵では、もっとも発育のよい大きな卵胞（主席卵胞）の卵子のみを採取するのが主流でした。しかし、１つの卵子では、体外受精や培養の過程でのドロップアウトを考えると不安です。

　そのため、最近では自然周期でも、卵子の排卵競争にエントリーできた卵胞の卵子をできるだけ多く採る方法が出てきています。たしかに、培養の過程で、ドロップアウトするものもあります。しかし、胚盤胞にまで育ってしまえば、主席卵胞の卵子も、小さな卵胞の卵子も、赤ちゃんになる確率には違いがないことが報告されるようになってきたのです。

　つまり、医療機関の技術力によっては、ロング法、ショート法のように強く卵巣を刺激しなくても、自然・低刺激周期採卵でも、妊娠の可能性を高められることになります。

　しかし、小さな卵胞の中の卵子を採るには、より高いスキルが要求されるのです。どの医療機関でもできるというわけではありません。

こうしたことが行なえるかどうかも、体外受精の医療機関を選ぶ判別式になるように思います。

## 体外受精で授かった命だからこそ

不妊治療の現場では、子どもを授かっても、授からなくても夫婦のドラマがたくさんあります。

「先生、わたし、やっぱりあきらめることができません……」

そう言うと、渡辺ゆうこさん（仮名・当時38歳）は唇をかみしめました。渡辺さんの場合、子宮卵管造影検査で両側の卵管閉塞がありました。体外受精という医療が登場する以前であれば、彼女が妊娠することは不可能だったでしょう。しかし、現代の医学ならば、彼女が母親になれる可能性は十分あります。

　すでに5年の不妊治療歴がある渡辺さんの話を聞くと、これまでにくり返し行なわれた体外受精が、必ずしもベストな状況でのものではなかったことがわかりました。

〈技術の優れた医療機関であれば、もしかすると結果は違ってくるのではないか〉とわたしは考えました。

　問診や検査を経て判明したことや、わたしが考える今後の方向性について伝えると、彼女はもう一度体外受精にチャレンジしたいと訴えました。

「ロング法でお願いします。ロング法だと自分のからだにとても大きな負担がかかることも知っています。けれども、何度も何度もつらい思いをして、低刺激採卵で１、２個の卵しか採れないのならば、多少のリスクがあっても一度に多く採卵し、成功の可能性を広げたいんです。それに、受精卵をストックしておければ、わたしも今後、採卵で焦ることはありませんし、生まれてきた子が一人っ子ではかわいそうだと思えば、きょうだいをつくることも不可能ではないと思うのです」

ロング法は、より多く採卵する方法で、くり返すとしばらくはよい状態の卵子が得にくくなるリスクをともないます。しかし、いまの時代、受精卵を液体窒素で凍結しておけば、半永久的に保存しておくことが可能です。ですから、彼女が何人もの子どもの母親になることも、十分に可能なわけです。

今回は「夫も賛成してくれています」ということで、わたしは信頼のできる医療機関へ「ロング法を希望されています」と明記した紹介状をしたため、渡辺さんを送り出しました。

ところが、しばらくメールでのやりとりをしているうちに、不妊治療がつらいのか、渡辺さんの元気がなくなっていきました。そして、こんなメールが届きました。

あれだけ子どもが欲しいって二人でがんばってきたのに、時の流れがわたしたち夫婦を変えてしまったのでしょうか？

夫は、「自分が納得のいくように、好きなだけやればいい」なんて、他人事みたいに言うんです。これまでわたしは、夫を「パパにしてあげたい」って考えてきたのに……。

夫は投げやりになってしまったのかもしれません。からだへの負担がかかるのはいつも、わたし……。女ばかり損しているようで……。

このような文面が届くと、とてもつらいです。彼女のこれまでのやりきれない気持ちが伝わってきます。

それからしばらくのあいだ、渡辺さんからの連絡はありませんでした。

そして、太陽の光が眩《まぶ》しい季節から、木々の葉が徐々に落ちはじめ、吐く息も白くなった頃のことです。渡辺さんから久しぶりにメールが届きました。

体外受精でとうとう妊娠反応が出たのです。

昨日は自分の目で心拍を確認。もう感動！　信じられない!!　それは本当にまだ小さな命ですが……。もうあきらめ状態で「これで、もう最後だから」と思っていたときだったので、驚きとうれしさでいっぱいです。

つわりもはじまり、こんなに気分が悪いのに「お母さんになったんだ」と思うと、まったくつらく感じません。

わが子に会えるのが本当に楽しみです。

渡辺さんは予定より早くはなりましたが、帝王切開で無事に元気な赤ちゃんを出産しました。こういう報告は、とてもうれしいものです。

しばらくして、赤ちゃんを抱いた渡辺さんがクリニックを訪ねてくれました。渡辺さんはすっかり、お母さんの顔になっていました。

そして、一枚の写真を取り出し、わたしに見せてくれました。そこには一個のきれいな受精卵が写っていたのです。

「先生に優秀な医療機関の紹介をしてもらわなければ、わが子とめぐりあうこともできませんでした。わたしは、この子が大きくなったら、体外受精によって〝生〟を受けたことを必ずカミングアウトしようと思います。
そして、この写真を見せて『わたしは卵の時からあなたを知っていたのよ』と説明しようと思います。わたしたち夫婦が、どれだけあなたを望んでいたか、どれだけ大切に思っているか、きっとわかってくれると思います」

わたしは、素敵な考え方だなと思いました。

10年ほど前までは、体外受精はもちろん、不妊治療にも偏見があり、周りに隠れてするようなマイナスのイメージがありました。でも、「妊娠前の卵の段階から、お母さんはあなたを大切に思っていたんだよ」と伝えられたならば、お子さんはさぞかし親の愛を感じられ、誇らしく思えるのではないでしょうか。

ご主人とのことについても、渡辺さんはこう話してくれました。

「夫に『自分が納得のいくように、好きなだけやればいい』と言われ、なんて投げやりな言葉だと傷ついていたのですが、それは違っていたようです。

夫は、つらそうなわたしの姿を見ていると『子どもが欲しい』とはとても言えなくなったそうです。わたしは自分のことしか考えられなくなっていたのです。本当はいつもいちばん身近で、いちばん大切に思ってくれている人だったのに。それに気づく余裕もなくて……」

つらいのは自分だけじゃない。いつも見守ってくれている最強の味方がいちばん近くにいる。そういう家族になれた、夫婦になれたなら、これから先、どんな困難が訪れても、家族で支え合って生きていけることでしょう。

たとえ命を授からなくても「妊活」をきっかけにより強い絆で結ばれた夫婦も見てきました。夫婦二人三脚で、命と向き合い、歩いていく道は、けっして平坦ではないと思います。それでも、みなさんの人生にとって大切な時間、経験となるはずです。

そう信じて、わたしなりの応援をしていきたいと思います。

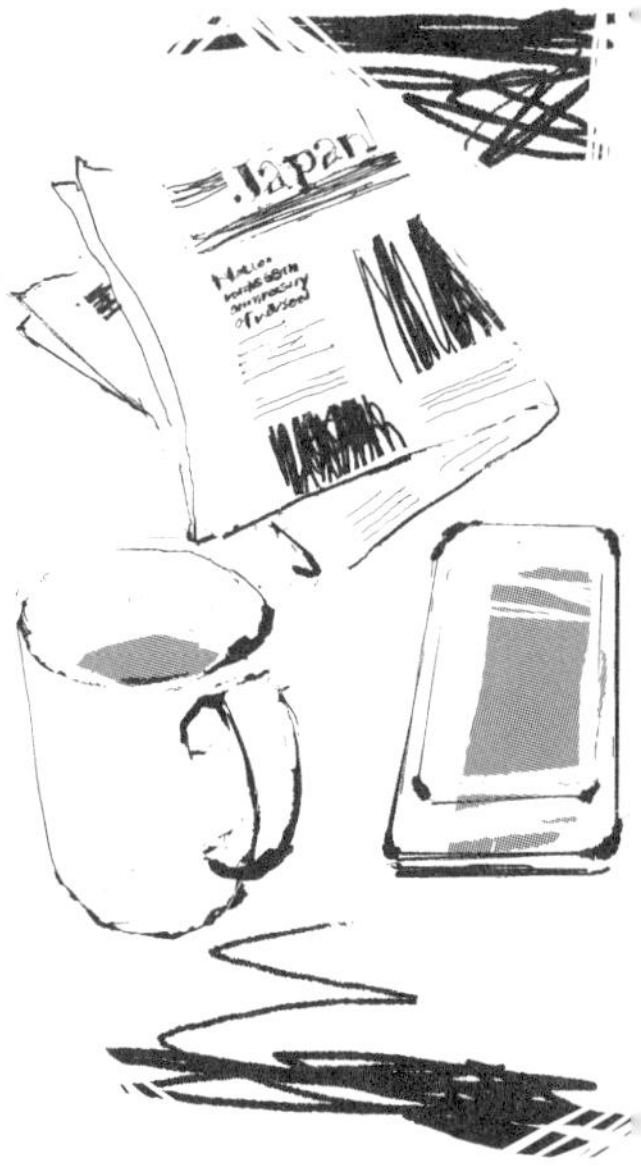


# —終章—
# 働く女性へのエール

# あなたにとって いちばん大切なことは何ですか？

フランス人男性とのあいだに５人の子どもをもつ日本人女性がいます。彼女がフランス人女性にこのことを話すと、判で押したように、「楽しくていいわね」という答えが返ってくるそうです。

一方、日本人女性に言うと、これまた判で押したように、「たいへんね」という返事があるそうです。

なぜ同じ状況を説明して、これほど反応に違いがあるのでしょうか？

ご存じのようにフランスは、短期間に少子化という問題を克服した国として知られています。それはフランスが子どもをもつための、そして、より育てやすいインフラを整備したからでしょう。

# 終　章
## —働く女性へのエール—

日本では、仕事が忙しく余裕がない。それが理由で夫婦の営みをもつこともままならない。また、妊娠したとしても、その後の勤め先への影響を考えると躊躇《ちゅうちょ》してしまう。女性の社会進出、活躍がめざましくなればなるほど、このような悩みを抱える方がたくさんいます。

少子化の問題が叫ばれるようになって久しいですが、どんなにそれを訴えても、具体的な方策がなければ社会全体が変化するのは難しいでしょう。

１９８６年に「男女雇用機会均等法（以下、均等法）」が施行され、女性の労働に対するモチベーションがより明確なものとなりました。何よりも、労働現場の女性を非常に元気づけました。また、女性の就労をより容易なものとしました。その結果、今日ではさまざまな分野で女性がめざましい活躍をしています。

これは単に量的なことだけではなく、むしろその質的な点において目を見張るべきものがあります。要するに、日本人女性は労働市場において、自らの実力を遺憾なく発揮し、日本社会は女性の力なしには立ちゆかなくなっているのです。

しかし、均等法という法律がどれほど優れたものであったにせよ、必ず影となる部分が存在します。均等法の施行後、人事・待遇の平等と引き換えに、深夜労働禁止などの法律上の女子保護規定が廃止されたことにより、女性の労働環境も男性と同じく厳しい職種も存在するようになりました。

雇用の均等化は、同時に労働量と責任の均等化ももたらしたのです。その結果、女性の能力が高ければ高いほど、労働量も責任も膨大なものとなり、それが妊娠を困難にさせてしまう、法律が少子化を促すことにもなってしまいました。

次のようなメールをよくいただきます。

**会社に尽くしたからといって、何か報われるわけではない。**

〈それならば、自分の人生を大事にして、出産することも考えなきゃ〉と思うようになりました。

周囲の友達と話していても、「こんな生活で妊娠すれば、それは奇跡だ」なんて会話になります。

みんな、朝8時半から会社で働き、夜遅い日は終電で帰宅。そうでなくとも会社を出るのはいつも9時以降という生活を送っているのが現状です。

行政の支援、社会の支援、会社の支援を待っているあいだにも、卵巣のエイジング（老化）は刻々と進んでいきます。「どうしても子どもを授かりたい」ということであれば、自らなんらかのアクションを起こさなければならないと思います。

そこには正解がありません。もし、答えがあるとしたら、「いま、わたしにとって何が大切か？」と自身に問いかけたときに、「これだ」と返ってきたものに従い、選択していくことではないでしょうか。

妊娠には、どうしても「ストレス」が影響してしまいます。しかしいまは、職種によって、さまざまな働き方ができる時代でもあります。「大切なもの」を貫き通すための方法を、あなたなりに探っていきましょう。

## ライフ・ワーク・バランスへ

あるとき、「不妊ルーム」に通院されている方に、「フルタイムで仕事をしているのですか？」と尋ねると、「はい。そうです」と答えたあとで、「でも、会社に行くのは週に２日だけです。あとの５日間は自宅で仕事をします。まぁ、休みがないとも言えるのですけれども……」と教えてくれました。

彼女はウェブデザインの仕事をしているので、会社へは仕事の進行具合や、デザインの調整など、上司や仲間と話し合うために出社し、あとはパソコン１台あれば、在宅で仕事ができるのだそうです。

これは職種によっての話ではありますが、いまは環境を整備することで、テレワークなどさまざまな働き方ができるようになりました。もし、それが許される環境であったり、職場内の理解が得られたりするようであれば、それを利用してもよいのではありませんか。

妊活のカミングアウトなども一法かもしれません。優秀なあなたを組織は手放そうとしないでしょう。

日本ではいま女性が労働現場で強く求められており、日本人女性はとても高いパフォーマンスで応えています。日本の労働市場は、女性力抜きには考えられないのです。

そして、それが皮肉なことに、子どもをもちにくい環境をつくっているわけですね。「働き方改革」ということが国レベルで叫ばれていますが、みなさんも「マイ・働き方改革」を考えてみてはどうでしょうか？

民間企業を経て公立中学校の校長となり、さまざまな学校改革を行なったことで知られる藤原《ふじはら》和博氏は、著書『坂の上の坂』（ポプラ社）の中で次のように言っています。

「会社に命を預ける、という人には大変恐縮なのですが、もうひとつ厳しい話をしておかなければなりません。

それは、いくらとんでもない実績を残してスーパーサラリーマンになれたとしても、会社はあなたのことを記憶しない、ということです。

なぜなら、会社というのは、役割と機能を編集する装置だからです。人間の歴史を記憶したりする装置ではない。あなたがいくら会社で頑張って実績を挙げたとしても、あなたの人生の記憶が会社に残ることはありません」と。

会社、仕事、人生についてどう向き合うのか、わたしたちはよく考えていかなければならない時代になったのだと思います。

仕事という言葉が最初にくる「ワーク・ライフ・バランス」を、より人生や生活を大切にしようと考える「ライフ・ワーク・バランス」へと、マインドをシフトさせていきましょう。

## 命のバトンを受け取って

バリバリ仕事のできる感じの女性が、「不妊ルーム」に訪れたときのことです。

何よりも驚いたのは、診察前の問診票でした。それは、彼女が結婚して今日に至るまでの経過・不妊治療歴、そして現在に至る心境が、あまりにも理路整然と綴《つづ》られていたのです。お役所に提出する書類のように、まったくと言っていいほどすきのないその文章に、わたしが気後れしてしまうほどでした。

スーツをビシッと決めて、わたしが投げかける質問に対して、「立て板に水」のように答えが返ってきます。こうした女性の特徴は、妊娠を理屈でとらえやすいことです。

残念ながら、妊娠は理屈でできるものではありません。そんな彼女にわたしは、四角四面に考えず、おだやかな気持ちをつくることを優先させるために「ちょっと肩の力を抜いてみたらいかがですか？」とアドバイスをしました。その意味が伝わったかはわかりませんが、彼女は一言だけ「わかりました」と答えてくれました。

そこからです。その後、順次検査を進めるはずだったのに、その途中でなんと、彼女に妊娠反応が表われたのです。

その事実を彼女に伝えると、突然、彼女の目からハラハラと涙があふれ出しました。それは、いままで身にまとっていた鎧《よろい》を脱ぎ捨てたようであり、わたしも驚いてしまいました。

彼女の気持ちが落ち着いた頃を見計らって、「不妊ルーム」ではお腹《なか》の上から赤ちゃんの入っている袋、すなわち胎嚢《たいのう》の確認ができること、そしてその検査は1週間ほど先になり、予約が必要なことを告げました。

わたしが「お仕事があるでしょうから、土日のほうがいいですね」と提案すると、意外にも彼女は「いいえ、平日でかまいません。予約を入れてください。その日は有休を取らせてもらいます」と、きっぱりと仕事は休むと断言しました。理論的に考えるタイプに見えて、とても情の豊かな女性なのだとわかって、少しほっとしました。

そして1週間後、胎嚢の確認を行ない、お腹に宿った小さな命が写った写真を彼女に手渡すと、まるで子どものような笑顔を浮かべ、こう話してくれました。

「わたしは、命のリレーのバトンを渡されました。わたしは、とても幸せを感じています。これからの長い人生、お腹の中にいる大切な〝命のバトン〟といっしょに生きていきます」

わたしはこの出来事から、人は自分次第で変われること、そして、「こころ」のもち方が妊娠に大きく影響することをより実感することになりました。

夫婦共働きであったとしても、それが不妊の最大の原因ということではなく、まずは「こころ」の状況がどうであるか、そこに視点をもつべきだろうと思います。

自分にとってふさわしいストレス・フリーを探し、「からだ」と「こころ」が互いにシナジー（相乗）効果を生み出していけば、環境に不備がある現状であったとしても、妊活の可能性を広げられるのではないでしょうか。

「仕事」に対して、自分はどのような向き合い方がふさわしいのか、よく考えていきましょう。

女性には、これからの日本を変えていく力、ポテンシャルがあると信じます。本書はそうしたあなたにお届けしたかったのです。

【エピローグ】

# ピアニシモの声が聞こえますか

夫婦で妊娠につまずきを感じ、不妊治療に疑問を感じ、内科医である自分にできることはないかと探してきました。そして20年前に「不妊ルーム」を開設し、それから「命を授かる」ヒントを提案し続けてきました。

もし村にコレラが流行したら、医師として、わたしがすべきことは二つあると思います。一つは言うまでもなく、現在コレラにかかっている患者さんを治療、ケアして、回復に向かってもらうことです。

そして、それと同時にもう一つ大切なことは、村の数ある井戸のなかで、どの井戸がコレラ菌によって汚染されているかを速やかに突き止め、その井戸にふたをすることです。

ふたをしなければどれだけ患者さんをケアしても患者さんが減ることはありません。


そんなことを考えながら原稿を執筆していたとき、長年アフガニスタンで活動をされてきた中村哲《てつ》医師の殉職のニュースが飛び込んできました。

中村先生は、「１００の診療所より1つの井戸を、用水路を！」をモットーに、いかに水を確保するか、あらゆる手を尽くされ、福岡県の山田《やまだ》堰《ぜき》をモデルにした総延長25㎞もの用水路を完成させた方です。10万人という農民が暮らせる基盤をつくりました。なぜ、用水路に着目したのか、それは診療所では、〝飢え〟や〝渇き〟は癒やせないからです。

中村先生が掘った井戸、そして用水路の周囲は、現在、豊かな緑でおおわれています。

いま、妊活・不妊治療の現場では、ヘンゼルとグレーテルのようにラビリンス（迷宮）に迷い込んでいる方が多くいます。中村先生のスケールの大きさにはおよびませんが、そうしたカップルに対して、わたしは井戸にふたをするのと同じく、〝妊娠に至る道は不妊治療だけではありません〟と、呼びかけてきました。

それが今日まで、「不妊ルーム」の基本精神になっています。

しかし、それを浸透させていくのは簡単なことではありませんでした。

ＳＮＳなどもそれほど普及していなかった当時、悩んでいるカップルに、正しい情報を伝えるいちばんの方法は書籍化です。わたしの考えを本にまとめ、何社も出版社に原稿を持ち込んでは、断られる日々をくり返しました。何度も原稿を書き直し、地道に歩いて出版社を訪ねるなかで、やっと「あなたの原稿には新しい理論があります」と言ってくれる編集者と出会うことができました。

それが『妊娠レッスン』でした。この本は6万部の大ヒットとなり、多くのカップルに子どもが授かりました。

たった一人ではじめたことでしたが、一人でも、何かを動かすことができるのだと、そのときに実感することができたのです。

*

ちょうど、わたしが執筆活動を開始した頃です。ゆとり教育では円周率を直径の約3倍と教えるというニュースが巷に流れました。

当時、ゆとり教育には、いろいろな方面の方が危機感をもちました。岩手県の中学校の生徒会のメンバーがわざわざ上京し、ゆとり教育の旗振り役の自宅前で、「ゆとり教育反対」のシュプレヒコールをあげていたのも印象深い光景でした。

そして、同じ時期です。大学入試に「円周率は3・05より大きいことを証明しなさい」という一行の問題が出題されたのです。この出題文は多くのメディアに取りあげられました。

数学者が入試問題をとおして「円周率は直径の約3倍であってはいけない！」と、訴えたのです。この行動は、わたしのこころに響くものがありました。

一つの問題に対して、フォルテシモ（強い）のアクションもありますが、ピアニシモ（やわらかい）の活動でも、人の心に強く訴えることができるのではないか？　わたしは本を書いていくことに、とても勇気をもらったのです。

ピアニシモで歌ってください　ピアニシモで歌ってください
大きな声と同じ力で　ピアニシモで歌ってください
（「ピアニシモ」作詞・作曲／中島みゆき）

わたしは、みなさんに危険を知らせる〝炭鉱のカナリア〟として、これからも本をとおしてメッセージを届けていきたいと思います。

本書を上梓するにあたり、査読していただいた、医療法人社団永生会理事長　衆議院議員の安藤高夫先生、国立成育医療研究センター高度感染症診断部統括部長　高度先進医療研究室室長の今留謙一先生、帝京大学医学部附属病院泌尿器科講師の木村将貴先生、弘前大学大学院医学研究科社会医学講座特任教授の中路重之先生、産業医科大学産婦人科元助教授の吉田耕治先生には、厚く御礼申し上げます。

また、「不妊ルーム」を縁に、声を寄せてくれたみなさんに、感謝いたします。ありがとうございます。

一人でも多くの女性が、次のメールをくれたお母さんのようになってもらえるようにと願います。

お礼が遅くなりましたが、おかげさまで小さな命も順調に成長し、13週に入ろうとしています。

その節は、いろいろとお世話になり誠にありがとうございました。

わたしのほうは、つわりがもう1か月ほど続いていて、体調はまだよくはないのですが、それ以上に赤ちゃんががんばって成長しようとしていることを考えると、つらさも感謝して受けとめることができます。

そして子どもを授かって以来、これまでの2年半をたびたび振り返っています。

苦しんで、悩んだ時期がほとんどですが、いまではすっかり忘れてしまうほど、そんな日々に感謝しています。

わたしたち夫婦には必要だった2年半。

わたしが母親になるために必要だった2年半。

悩んでいた時期も、そう思うように意識していましたが、子どもを授かり、やっと本心から思えるようになりました。

そして、子どもを授かるということの大切さを深く感じています。「不妊ルーム」に移り、「もうここに任せるしかない！　もうあとは神さま任せだ！」と気持ちが切り換えられたこともよかったのだと思いますが、やはり何か偉大な力が働いたのかなと感じます。

両親や友人に妊娠の報告をして、みなさんにたいへん喜んでいただき、あらためてたくさんの方にご心配いただいたこと、祈っていただいていたことに気づき、みなさんのおかげだと感じています。

「子どもは授かりもの」といいますが、まさにそのとおり、自分の力だけではないんだなと思います。

そして、わたしは「子どもは預かりもの」とも思いたいです。

いまの世の中、毎日のように虐待のニュースが流れています。

子どもは自分の〝物〟ではない。わたしや両親、祖先から続いてきた大切な命として、神さまから預かった大切な命として、これから、大切に、大切に育てて、社会のお役に立てる人としてお返しできるよう、母親としての使命をもって育てさせていただこうと思います。

これから出産まで7か月ほどありますが、日々感謝して、しっかり母親になる準備をしていきたいです。

（了）

本書をお読みになって、妊活の実践的なノウハウを知りたい方は、拙著『決定版 妊娠レッスン』（新潮文庫）も併せてお読みいただければ幸いです。『妊娠レッスン』（主婦と生活社）を全面改訂、リニューアルして文庫化したものです。

「妊活」のテキストとして必要十分な知恵とリテラシーが込められています。本書とのシナジー（相乗）効果が、間違いなく期待できると思います。

放生　勲　Isao Hojo
こまえクリニック院長。医学博士。1987年、弘前大学医学部卒業。89年から90年まで、ドイツ政府国費留学生としてフライブルク大学病院およびマックス＝プランク免疫学研究所に留学。東京大学大学院医学博士課程修了。東京医科歯科大学難治疾患研究所勤務を経て、99年、こまえクリニックを開院。自ら経験した不妊治療に対する疑問から、内科診療のかたわら2000年に「不妊ルーム」を開設。現在までに8800組以上の不妊に悩むカップルの相談に応じ、そのフォローアップから、2000組以上を妊娠に導く。著書に『妊娠力』（主婦と生活社）、『決定版 妊娠レッスン』（新潮文庫）、『卵巣セラピーで妊娠体質をつくる―内科医だからできる妊活サポート』（扶桑社）など多数。
ホームページ■「不妊ルーム」を検索

**妊活力！**　のんびり　ゆったり　しっかりBOOK

2020年4月15日　初版第1刷発行

著　者　放生勲
発行者　水野博文
発行所　株式会社佼成出版社
〒166-8535　東京都杉並区和田2-7-1
電話（03）5385-2317（編集）
（03）5385-2323（販売）
URL　https://www.kosei-shuppan.co.jp/
印刷所　小宮山印刷株式会社
製本所　株式会社若林製本工場

◎落丁本・乱丁本はお取り替えいたします。


ISBN 978 - 4 - 333 - 02818 - 4 C0077